Sommaire

Pictogrammes

- À retenir
- Attention
- Bon à savoir
- Conclusion
- Le petit plus
- Le saviez-vous ?
- Exercice
- Variante
- Pour aller plus loin
- Recette
- Témoignage
- Trucs et astuces
- Un peu d'histoire
- Zoom
- Huile essentielle

Notre collection Maxi-Pratiques se veut claire, lisible, didactique et facile d'accès. Elle comporte des rubriques reconnaissables par des pictogrammes (ci-dessus) ; vous accédez ainsi à l'essence de nos livres rapidement (chaque livre ne contient pas forcément tous les pictogrammes présents). Bonne lecture et bien du plaisir !

Introduction
Une approche globale

Le rêve de tout soignant pourrait être de disposer d'une médecine à la fois synthétique et intuitive capable de cerner le fonctionnement de ses patients, de comprendre les mécanismes des maladies et de proposer un traitement simple, logique et efficace permettant de garder et de recouvrer une bonne santé aussi bien physique que mentale.

La haute technicité qu'a acquise la médecine occidentale lui donne la possibilité de voir et d'analyser des processus pathologiques affectant tel ou tel organe mais, en dehors de l'empathie du médecin vis-à-vis des malades qu'il a à soigner, elle peine à intégrer dans sa panoplie les moyens d'approcher en plus du corps physique les aspects émotionnels, mentaux et même spirituels de chaque être et de lier les interactions perpétuelles de ces composantes avec l'environnement extérieur : c'est une médecine qui a tendance à traiter la maladie plutôt que le malade...

La notion de santé en Chine est celle d'un équilibre et d'une harmonie de l'Homme avec son environnement

Alors que la notion de santé en Chine est celle d'un équilibre et d'une harmonie de l'Homme avec son environnement, celle qui est le plus souvent décrite en Occident est l'absence de maladie même si, depuis

1946, l'OMS définit ainsi la santé: « *État de complet bien-être physique, mental et social, et pas seulement absence de maladie ou d'infirmité.* »

Grâce à l'amélioration du niveau de vie et des conditions d'hygiène, une bonne santé aujourd'hui consiste surtout à se sentir en forme et plein de vitalité.

Malgré cela, la médecine occidentale se révèle encore trop souvent une médecine analytique qui ne cherche pas assez à comprendre l'importance des interactions permanentes régissant le fonctionnement de chaque être.

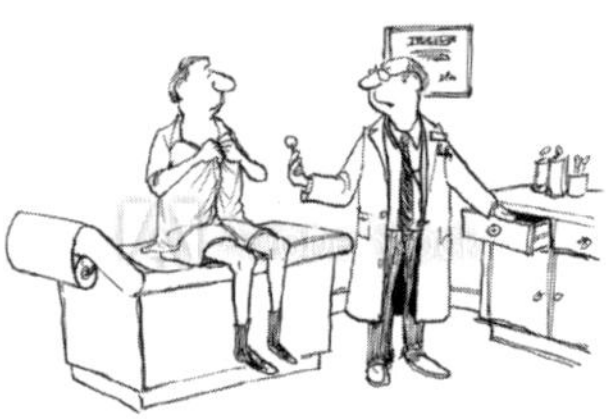

Les malades ont compris, avant même les tenants d'une médecine technicienne « pure et dure », que l'approche et les traitements scientifiques de leurs symptômes ne suffisaient souvent pas à leur rendre une bonne santé.

Les autorités sanitaires des pays industrialisés ont fini par accepter certaines approches médicales alternatives, au grand dam des sociétés médicales, elles aussi convaincues d'être dans une vérité unique et non partageable.

Ce que la médecine refuse d'admettre, de nombreux médecins confrontés quotidiennement aux difficultés existentielles de leurs patients l'ont admis: la médecine occidentale n'offre pas de réponse satisfaisante à elle seule pour de multiples situations et le recours à des méthodes différentes mais complémentaires permet bien souvent d'offrir aux patients une vie plus confortable, plus harmonieuse.

Gardons à l'esprit qu'un tel recours est indiqué pour des affections dites fonctionnelles : pour des atteintes graves de la santé, les médecines biologiques n'ont le plus souvent pas de solution et il faut s'en remettre aux nouvelles techniques médicales et chirurgicales qui ne cessent de se développer.

Insomnies, migraines, rhumatismes, ces situations trouvent-elles toujours des solutions satisfaisantes à moyen terme grâce aux médications de la pharmacopée classique… ?

Le saviez-vous ?

Le traitement par acupuncture d'un lombago, par exemple, permet de réduire l'utilisation de médicaments anti-inflammatoires dont on connaît les effets potentiellement dangereux pour l'organisme : est-ce là un déshonneur pour la médecine ?

La médecine occidentale a tout à gagner d'un mariage avec certaines médecines complémentaires, mais il doit s'agir d'un mariage de raison avec un mélange subtil et bien compris des connaissances de chaque branche.

On ne parle plus de médecines parallèles car les parallèles ne se rejoignent jamais : on se trouve dans un réseau de systèmes qui s'interpénètrent et qui permettent, au cas par cas, de trouver une solution satisfaisante.

La médecine traditionnelle chinoise (MTC) représente un système complet et achevé qui s'est façonné sur plusieurs millénaires à partir d'une patiente observation des phénomènes et d'une confrontation à l'expérience permettant ainsi d'attester son efficacité. Son objectif premier est non pas de lutter **contre** la maladie mais **pour** la santé : l'acupuncture ne guérit pas par elle-même les maladies, elle permet au corps d'harmoniser son fonctionnement et ainsi de recouvrer la santé.

La médecine chinoise devrait constituer un apport non négligeable pour la médecine occidentale qui en est encore, ne l'oublions pas, à sa première jeunesse, elle qui n'a vraiment vu le jour qu'au XIXe siècle, au moment de la grande révolution scientifique.

À l'évidence, plusieurs médecines existent de nos jours et il serait essentiel que la médecine chinoise soit considérée comme un apport complémentaire indiscutable.

chapitre 1

La médecine traditionnelle chinoise (MTC)

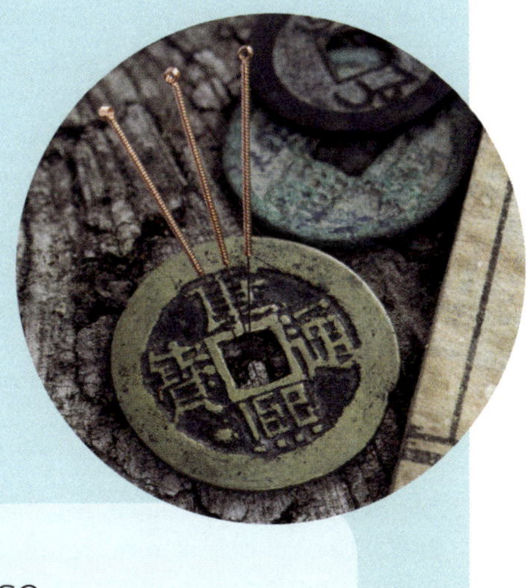

- Acupuncture
- Diététique chinoise
- Massages
- Pharmacopée
- Exercices énergétiques

La MTC, entourée d'un halo de mystère puisqu'on traite des malades avec des aiguilles, de la chaleur, des massages, des mouvements gymniques ou des plantes, est une médecine plusieurs fois millénaire qui n'a pas cessé d'exister depuis plus de 3 000 ans.

La MTC constitue un système médical complet et non une simple technique médicale, elle est encore aujourd'hui en Chine une médecine d'État puisqu'elle cohabite dans nombre d'hôpitaux avec des services de médecine dite occidentale.

Donnons la parole au Dr Jean-Marc Kespi, acupuncteur français réputé :

« La MTC n'est pas un ensemble de recettes, elle est une vision du monde, de la vie et de l'Homme. Elle nous offre une grille de lecture originale du corps humain dont les symptômes sont le langage. Elle permet de relier, chez un malade, les signes qu'il présente avec ce qu'il est, sa constitution, son tempérament, sa psychologie, son vécu.
Elle s'intéresse à ce que chaque individu a d'unique. »

Même si généralement on l'identifie en Occident à la MTC, l'acupuncture n'en représente qu'une petite partie : il faut savoir que la pharmacopée a toujours revêtu une importance capitale pour les interventions internes sur les pathologies chroniques et lourdes, alors que pour l'externe, l'acupuncture, les massages, la gymnastique

(Tai Chi, Qi Gong) et les techniques respiratoires sont plus indiquées et complètent cet art médical complexe qu'est la MTC.

Il existe des différences fondamentales entre les modes de pensée chinois et occidentaux.

Pour les Chinois, l'Univers est un réseau infini de flux énergétiques, toutes les parties de ce réseau communiquant entre elles ; l'Homme est en contact permanent avec toutes les composantes de ce vaste réseau.

Les interrelations de toutes ces composantes énergétiques sont immuables. De plus, elles se transforment sans cesse, réalisant un vaste système cybernétique.

En MTC, tout est mouvement et transformation.

> En MTC, tout est mouvement et transformation.

Là où les modèles occidentaux renvoient généralement à des structures fixes, semblables à des moules, les Chinois ne voient que des ensembles de relations fonctionnelles.

L'important, ce sont les relations qui composent un être et celles que cet être entretient avec les autres êtres ainsi qu'avec son environnement habituel.

Toutes les structures de l'organisme (organes, tissus, etc.) sont inséparables et interactives, et un ensemble de lois permet d'expliquer le fonctionnement de l'Homme.

L'acupuncture

La compréhension et la pratique de l'acupuncture reposent sur un certain nombre de lois ou de systèmes de référence tous étroitement liés.

La principale difficulté réside dans la connaissance puis dans l'utilisation adéquate des principes de base.

Comment réfléchir face à un patient qui présente une pathologie particulière? Quel système de référence utiliser?

Si l'acupuncture est si difficile à « vulgariser », c'est que ses bases théoriques sont très larges et qu'il existe d'innombrables interactions entre les différents éléments qui constituent son essence.

Avant d'examiner les questions que l'on se pose sur l'acupuncture, jetons brièvement un regard sur les quatre autres branches constituant la MTC.

L'auriculothérapie

Cette forme d'acupuncture est apparue en Chine au cours de l'âge de pierre: les Chinois cependant ont peu utilisé l'acupuncture auriculaire, tout au plus de manière empirique pour certains traitements particuliers.

La branche que nous nommons aujourd'hui auriculothérapie ou acupuncture auriculaire a été mise au point dans les années 1950 par le Dr Paul Nogier, un médecin généraliste lyonnais.

La plupart des lieux du corps possèdent sur le pavillon de l'oreille une correspondance précise (somatotopie) et la puncture de ces points soulage à distance les symptômes des pathologies.

BON À SAVOIR

L'atteinte d'un lieu du corps ou d'un organe se traduit sur l'oreille par une douleur à la pression et par des modifications de la résistance électrique en surface.

Un grand nombre d'études neurophysiologiques pointues ont été conduites ces dernières années, l'auriculothérapie en France étant même au bénéfice d'un diplôme interuniversitaire (DIU).

Elle est utilisée principalement pour l'analgésie, les dysfonctionnements des viscères, l'anxiété, la dépendance au tabac et les toxicomanies.

La diététique chinoise

La diététique chinoise, qui fait partie intégrante des différents volets de la MTC, est conçue essentiellement pour entretenir le bon fonctionnement du corps: une

Entretenir le bon fonctionnement du corps

alimentation équilibrée est essentielle pour le maintien d'une bonne santé.

Le principe majeur de la diététique chinoise est de renforcer le Jing (la « quintessence » des aliments) du monde dans l'Homme (par l'intermédiaire des saveurs et de leur véhicule, les liquides organiques): il est indispensable d'assurer l'harmonie des énergies à l'intérieur du corps ainsi qu'entre le corps et les éléments extérieurs car la santé représente la capacité de l'organisme à maintenir la dynamique nécessaire pour affronter les agressions.

Il y a dans les textes anciens chinois de référence une profusion de conseils et de prescriptions concernant la nutrition, les aliments étant étudiés selon de multiples critères: nature, vitalité, saveurs, nature énergétique, modes de préparation, spécificité médicinale, toxicité, provenance, etc. On assiste à l'émergence d'une sorte de pharmacologie énergétique.

En Occident, les individus sont tous considérés comme ayant des besoins à peu près identiques, les aliments sont analysés en fonction de leur teneur en vitamines, en corps gras, en protéines, etc.

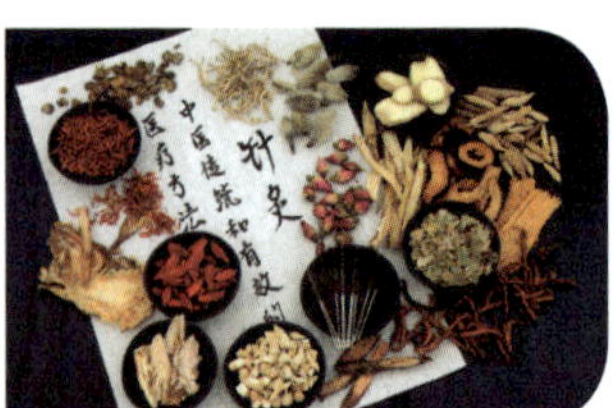

Dans la diététique chinoise, en revanche, chaque personne représente un terrain particulier qui répond à des aliments divers, selon leurs propriétés: elle se base sur la qualité thérapeutique des aliments, sur les différentes saveurs de ceux-ci, sur la notion de plaisir qu'apporte l'alimentation et non sur les calories, qui restent un facteur secondaire.

Loin des régimes carencés et des privations excessives, loin des modes médiatiques qui ne durent qu'un temps, ces règles simples et millénaires sont totalement adaptées à notre culture occidentale.

? Le saviez-vous ?

La qualité de ce que l'on mange va aussi influencer le tempérament: les carnivores seraient plus agressifs et les herbivores plus calmes, ce qui d'ailleurs est observable chez les animaux.

La diététique permettra également de jouer un rôle préventif majeur, ce qui est le fondement même de la MTC.

Il est indéniable que la diététique peut participer à l'harmonisation des souffles Yin et Yang du corps et que des règles simples d'hygiène alimentaire suffisent souvent à régler des désordres énergétiques: par exemple, cette patiente stressée qui ne mangeait que des crudités à midi a vu sa déficience de Yang de la Rate se régler immédiatement lorsqu'elle a remplacé ses salades par un bouillon chaud.

La diététique a fait l'objet d'une multitude d'écrits, souvent péremptoires et contradictoires, ou alors flous et abstraits, et de nombreuses écoles (ne devrait-on pas dire plutôt « chapelles »?) ont vu le jour et proposent leurs recettes, leurs régimes.

On assiste à un ballet de conseils qui se révèlent trop compliqués pour être mis en pratique ou trop simplificateurs pour être crédibles.

Et bizarrement, on ne voit nulle part dans les publications sur le sujet le conseil qui paraît le plus important:

Prendre du plaisir en mangeant!

Entrer en diététique, c'est entrer en religion: s'il faut respecter l'alliance des saveurs, la consistance des aliments, les températures, les modes de préparation et de cuisson, où peut encore se loger le plaisir?

Il faut bien sûr connaître son corps, être à l'écoute de ses besoins, de ses envies, de ses alertes aussi: aucun organisme ne saurait se satisfaire d'un régime permanent fast-food... Mais il est sans doute moins nocif de manger de temps en temps un steak frites lorsqu'on en a envie que de s'en priver systématiquement et par principe.

Connaître son corps

Il s'agit plutôt d'écouter les signes de notre corps (symptômes d'alerte) et notre intuition (suivre nos envies, écouter les avertissements de notre corps) parce que notre corps nous parle et nous dit ce dont il a besoin: la plupart des diabétiques connaissent bien les limites à ne pas dépasser, ils ont appris à gérer tant leur consommation de sucre que le dosage d'insuline qui leur est nécessaire.

Les Chinois ont toujours accordé une grande importance à l'alimentation : avec la respiration, elle est en effet la principale source de nos énergies.

La diététique chinoise est un ensemble de règles d'hygiène alimentaire dont la théorie et la pratique sont basées sur des observations établies au cours des millénaires. Leur objectif est pratique, il consiste à s'assurer une aussi bonne santé que possible en fonction de notre constitution et avec l'aide des produits de la nature.

Bon à savoir

Tout individu a une capacité organisatrice et transformatrice, son propre Shen (esprit) : par l'écoute de son « intérieur » l'unissant à son Shen, l'Homme est en relation avec son pouvoir organisateur et peut ressentir ses vrais besoins.

À retenir

Il s'agit de respecter les douze principes diététiques suivants pour favoriser une bonne santé et une longue vie :

1) manger cuit et boire chaud ;
2) prendre les repas dans le calme ;
3) éviter le grignotage ;
4) limiter les liquides pendant les repas ;

...

…

5) composer ses repas autour des céréales et des légumineuses en les agrémentant d'une grande variété de légumes de saison;
6) donner une préférence aux légumes plutôt qu'aux fruits;
7) éviter au maximum ou supprimer les produits laitiers;
8) considérer la viande comme un condiment;
9) varier les saveurs, couleurs, formes et textures des aliments;
10) éviter de terminer le repas par un dessert sucré ou des fruits crus;
11) favoriser un repas du soir plus léger;
12) éviter de trop manger.

Il est dit dans certains textes qu'il est bon de sortir de table avec un petit appétit. (Tout comme il est dit également que l'hiver on doit se couvrir en ayant toujours un petit peu frais.) Cela permet à l'organisme de mieux se défendre et de se renforcer.

Il faut choisir les produits alimentaires en fonction de leur saveur propre et de leurs caractères Yin ou Yang de façon à maintenir l'équilibre de nos énergies.

À retenir

Cinq saveurs principales sont décrites en MTC:

- *Amer* (en lien avec l'élément Feu, et le Cœur);
- *Sucré* (en lien avec l'élément Terre, et la Rate);
- *Piquant* (en lien avec l'élément Métal, et le Poumon);
- *Salé* (en lien avec l'élément Eau, et le Rein);
- *Acide* (en lien avec l'élément Bois, et le Foie).

De très nombreux ouvrages chinois ont établi une classification pour les aliments de base permettant d'équilibrer notre alimentation, mais ce n'est pas le lieu ici d'entrer dans des détails.

Si pour les Chinois les aliments sont nos meilleurs remèdes, il faut se garder d'avoir une approche trop rigoureuse de notre hygiène alimentaire.

Les chapelles diététiques peuvent parasiter nos esprits et elles font trop souvent oublier que les plaisirs de la table constituent un facteur essentiel d'une bonne santé : **il faut adapter ses pensées à ses désirs et à ses besoins !**

Laissons de la place au plaisir et à la joie dans notre vie, même si c'est parfois aux dépens de certaines règles...

La pharmacopée chinoise

Principale branche de la MTC, la pharmacopée comprend toute une gamme de produits, des plantes médicinales à des décoctions composées d'extraits minéraux ou animaux.

Pour la MTC, le traitement des pathologies lourdes et chroniques relève davantage de la pharmacopée que de l'acupuncture même si, idéalement, toutes les branches de la MTC doivent être associées.

La composition d'une formule de pharmacopée chinoise obéit aux lois de base de la MTC. Elle est élaborée en fonction des caractéristiques énergétiques du patient: le soignant choisit d'abord une ou deux substances spécifiques de la maladie, puis il ajoute les ingrédients nécessaires au rétablissement de l'équilibre Yin-Yang (voir p. 45) du patient et, au besoin, des produits qui ont la capacité d'annuler certains effets secondaires de la préparation. La formule ainsi préparée est conforme au bilan énergétique du patient.

Là aussi nous aurons un traitement adapté à l'individu pour son rétablissement de terrain, et non pas un traitement contre la maladie.

Nous n'entrerons pas dans les détails de cette pharmacopée, branche complexe de la MTC, qui n'a pas à être développée dans cet ouvrage consacré essentiellement à l'acupuncture. Vous trouverez cependant dans la bibliographie des références d'ouvrages spécialisés.

Le massage Tui Na

Le Tui Na existe depuis 1300 av. J.-C. et appartient avec l'acupuncture, la diététique, la pharmacopée et les exercices énergétiques (Tai Chi et Qi Gong) aux cinq branches de la MTC.

Il s'agit d'un massage énergétique (et énergique!) dynamique des points et des méridiens d'acupuncture comprenant une grande quantité de manipulations, répertoriées selon le lieu à traiter, le type de déséquilibre énergétique, l'âge et l'état général des patients.

« Tui » signifie pousser et « Na » saisir : le but des manœuvres utilisées est de rétablir la circulation et l'équilibre des énergies en dispersant ou en tonifiant l'énergie dans les zones où elle est bloquée.

Rétablir la circulation et l'équilibre des énergies

Les principales techniques utilisées comprennent « l'enroulement » (pour traiter les tissus mous, les muscles et les articulations), « l'acupressure » (pour les affections internes), la technique « *Nei Gung* » (pour revitaliser l'organisme) ainsi que des manipulations s'adressant aux articulations et aux douleurs neurogènes (techniques de tapotements, d'étirements ou de secouements).

Le praticien de Tui Na utilise ses doigts, ses paumes, ses mains, ses coudes, parfois même ses genoux et ses pieds pour ces massages qui peuvent être doux ou assez toniques, voire rudes.

Témoignage

J'ai assisté en Chine au massage Tui Na d'un touriste européen qui souhaitait expérimenter ce type de traitement qu'il croyait léger et agréable.

C'est un colosse chinois qui a entrepris des manipulations qui ont fait sursauter ce patient et l'ont fait crier de douleur.

Au bout d'un moment, n'y tenant plus, le malheureux touriste se lève d'un bond, injurie son thérapeute et quitte la salle furieux… Le Tui Na, ça peut faire mal… mais c'est pour faire du bien !

Exercices énergétiques (Tai Chi, Qi Gong)

« *Entretenir la santé vaut mieux que traiter la maladie* » : cette maxime vaut pour tous les principes de la MTC.

La MTC a établi depuis son origine des règles et des principes visant à entretenir la santé et en conséquence à éviter la maladie. L'aspect préventif est primordial dans l'art de se soigner :

> *« Il faut creuser le puits avant que la soif s'installe. »*
> *« Il faut forger les armes avant que la guerre soit déclarée. »*

Ainsi, en plus de l'enseignement d'un art de bien vivre, les Chinois ont préconisé la pratique de la musique et des bains, la gestion des couleurs et des lieux de vie (Feng Shui) et les exercices de gymnastique tels le Tai Chi et le Qi Gong.

Tai Chi

> Équilibre dynamique

Art martial universellement utilisé, le Tai Chi fait appel à la recherche d'équilibre dynamique en même temps que d'un but à atteindre.

Le Tai Chi comporte des mouvements lents, continus et circulaires qui se succèdent selon un rythme bien établi. Ces mouvements agissent sur l'équilibre du système tendino-musculaire, sur l'harmonie du

Qi (voir p. 43) et sur la maîtrise de la respiration. Le Tai Chi apaise le mental, favorise la concentration et la mémoire grâce à son caractère méditatif ainsi qu'à la lenteur et à la précision de ses gestes. Il permet de libérer les stagnations de Qi dans les méridiens et ainsi d'éviter les conditions d'apparition de certaines maladies.

Qi Gong

Traduit par « travail du souffle », le Qi Gong mobilise, renforce et harmonise le Qi afin qu'il circule harmonieusement dans le corps et dans l'esprit.

Trois méthodes de base définissent les exercices de Qi Gong : régulariser la position du corps, la respiration et l'esprit (par la méditation, par des exercices sur la pensée ou par la visualisation).

Le Qi Gong est également utilisé dans les hôpitaux chinois comme moyen thérapeutique complémentaire à la pharmacopée et à l'acupuncture, même pour des pathologies lourdes comme en cancérologie.

Bon à savoir

Voici ce qui est dit sur les effets du Qi Gong (voir la bibliographie) :

- **prévention** : favorise la souplesse, la détente, la relaxation, la gestion du stress, l'équilibre psychosomatique, une meilleure vitalité, la prévention des maladies, l'entretien de la mémoire, un meilleur sommeil ;
- **soin** : favoriser la santé de personnes souffrant de maladies cardio-vasculaires, d'hypertension artérielle, d'insomnie, de douleurs musculaires et articulaires ;

- **domaine sportif** : améliorer le contrôle de soi, l'endurance, la respiration, la réactivité soudaine ;
- **plan personnel** : moduler la réponse émotionnelle et l'adaptation au stress, favoriser la mémorisation, l'effort intellectuel, l'imagination et la créativité ;
- **aspect spirituel** : favoriser le développement de certaines qualités (calme, sérénité, lâcher-prise).

Le Qi Gong peut être très puissant, il faut donc que l'exercice prescrit soit bien adapté au bilan énergétique et que le geste soit juste et bien réalisé. C'est la raison pour laquelle il faut être guidé par un véritable maître en la matière.

Beaucoup de praticiens proposent des exercices de Qi Gong collectifs, aussi faut-il s'assurer que ces exercices ne nuisent pas à certains.

Un exercice de Qi Gong mal adapté ou mal réalisé peut nuire à la santé. Le professeur Leung Kok Yuen (voir p. 123) mettait bien en garde les praticiens sur les effets délétères d'un Qi Gong mal fait, il parlait du syndrome du « feu du dragon », sorte de trouble de l'esprit qui pouvait se manifester lorsque les exercices étaient inadaptés.

Le Tai Chi peut être pratiqué en groupe sans souci, comme c'est le cas dans les jardins publics en Asie, mais le Qi Gong, plus puissant, devrait plutôt être individualisé, car comme tout acte thérapeutique chinois (acupuncture, diététique, pharmacopée) il doit être adapté au bilan énergétique de la personne.

chapitre 2

Histoire de l'acupuncture : des origines à aujourd'hui

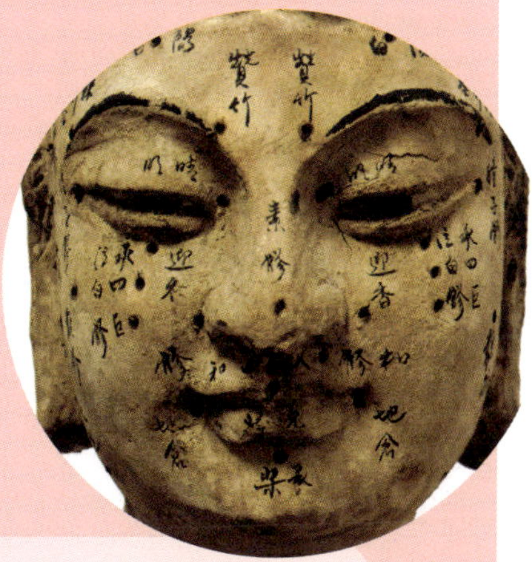

Entre légende et réalité

La légende de la flèche

La légende raconte qu'un vieux chasseur perclus de rhumatismes aurait été accidentellement blessé au pied par une flèche lors d'une partie de chasse.
Il alla consulter le médecin du village, qui était aussi chaman, pour qu'il lui retire la flèche insérée dans son talon.
Une fois le soin terminé, le malade se lève, marche, puis se met à faire des bonds et à gambader joyeusement, le sourire aux lèvres.
Face à l'étonnement de son guérisseur, il explique :
« Je crois que cette flèche devait être une arme magique : j'avais depuis longtemps des douleurs généralisées qui rendaient tout mouvement extrêmement pénible.
Il a cependant fallu que j'aille à la chasse et ce me fut un véritable supplice.
Je bénis celui qui m'envoya accidentellement cette flèche, car il a fait une victime de choix en exécutant ce démon.
Je ne ressens plus du tout les violentes douleurs qui m'étaient intolérables. »
Le médecin, étonné par l'effet de cette flèche sur les douleurs du vieux chasseur, refit maintes et maintes fois avec succès la même expérience, avec des flèches d'abord puis avec d'autres objets pointus.

Ainsi serait née l'acupuncture chinoise…

Qu'en est-il en réalité ?
Des inscriptions trouvées sur des carapaces de tortue permettent de penser que l'acupuncture existe depuis plus de 5 000 ans, même s'il n'est toujours pas possible de dater exactement son apparition.

Elle semble être née dans la vallée du fleuve Jaune en Chine, bien que de multiples références ont été signalées dans des temps très anciens dans plusieurs régions du monde (Grand Nord américain, Afrique du Nord, Inde, Égypte, Japon, Corée, Vietnam).

Mais seule la Chine a fait de l'acupuncture une construction scientifique et élaborée.

Constatant l'amélioration de symptômes douloureux à la suite de la brûlure par des tisons (origine de la moxibustion) ou à la piqûre de certains endroits du corps par des objets pointus (épines, pierres, etc.), les soignants de l'époque ont poursuivi et affiné leurs observations et expérimenté pendant des siècles ce mode de traitement.

? Le saviez-vous ?

L'acupuncture est tout d'abord pratiquée au moyen d'instruments de pierre ou même de jade affûtés, puis avec des aiguilles d'os ou de bambou (environ 1050 avant notre ère), il faudra attendre 600 av. J.-C. pour voir apparaître des aiguilles en bronze. Quant aux premières aiguilles en acier, elles datent du IIe siècle av. J.-C.

Tous les traités d'acupuncture de l'Antiquité à nos jours se réfèrent au *Livre de l'intérieur* (*Nei Jing*) écrit au VIe siècle et présenté comme un entretien de l'empereur **Huang Di, le père de la culture chinoise**, avec son médecin Qi Bo. Cet ouvrage étudie principalement la relation entre la science de la nature et la science de la Vie, l'accent étant mis particulièrement sur la vision holistique entre le corps humain et l'environnement extérieur, devenant ainsi le fondement de la médecine chinoise.

> *« Le Huang Di Nei Jing est en fait une application médicale du Yi Jing (Classique des changements) qui est la transcription mathématique et en phénomènes des lois de la nature observée par l'astronomie et le cycle des quatre saisons. C'est aussi une base fondamentale pour le Qi Gong et pour l'alchimie interne taoïste. »*
>
> (Lokmane Benaicha)

L'acupuncture s'est constamment développée au cours des âges mais, dès le XVIIIe siècle, avec l'introduction de la médecine occidentale, elle a perdu progressivement de son intérêt.

Elle a été introduite en Occident par des frères jésuites au XVIe siècle et ce ne sera qu'en 1927 qu'elle deviendra populaire en France grâce à **George Soulié de Morant**. Ce dernier a publié de nombreux travaux de recherche pendant son long séjour en Chine et publié un important traité, considéré aujourd'hui encore comme une référence incontournable.

L'acupuncture, supprimée au XIXe siècle du programme du Collège médical impérial, sera même interdite dans les années 1920 par Tchang Kaï-chek qui considérait cette pratique comme impérialiste et incompatible avec l'idéologie marxiste.

Mao Zedong la réintroduira plus tard lors de la Révolution culturelle et fera de l'acupuncture ce qu'elle est de nos jours.

chapitre 3

Médecine chinoise : la théorie

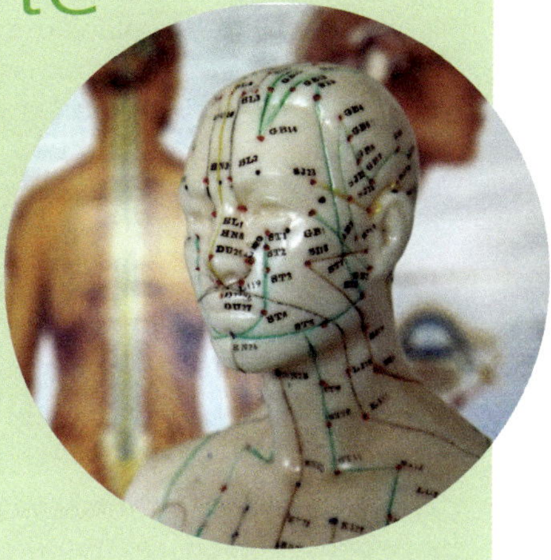

Méridiens
Organes
Diagnostic…

Ce n'est pas ici le lieu de décrire en détail toutes les subtilités de la pensée chinoise. Mais il peut être intéressant pour tout un chacun de savoir ne serait-ce que dans les grandes lignes comment agit l'acupuncture, à quelles règles elle obéit, ce que sont un méridien et un point d'acupuncture et comment la MTC envisage le fonctionnement de notre corps.

Pour les Chinois, l'Homme, entre le Ciel et la Terre, est construit à l'image de l'Univers : il est le miroir de l'Univers, un microcosme dans le macrocosme. Il en capte les énergies et en suit les rythmes.

Les plans physique, mental et spirituel

La MTC envisage l'Homme sur trois plans qui sont indissociables et qui interagissent en permanence entre eux : les plans physique, mental et spirituel. L'Homme est donc perçu dans sa globalité, il doit maintenir un équilibre dans ses fonctions.

Il se trouve que la maladie survient à l'occasion d'un déséquilibre des énergies de l'Homme, l'intervention de l'acupuncture ainsi que des autres branches de la MTC étant destinée à rétablir l'équilibre : la santé repose sur une harmonie de la circulation corporelle des énergies.

L'art de vivre est un fondement en médecine chinoise. Bien penser, bien se nourrir, équilibrer l'activité et le repos sont des critères incontournables.

En Occident, le temps se définit comme une structure linéaire le long de laquelle l'Homme déroule sa vie du début à la fin. Chez les Chinois par contre, le temps est cyclique, on suit une trajectoire qui repasse toujours par le même endroit et qui suit le rythme du monde ; tel un ressort qui vu de haut est un cercle mais en réalité montre que chaque passage ne se réalise pas au même endroit. Cela signifie que toute vie obéit à des cycles immuables :

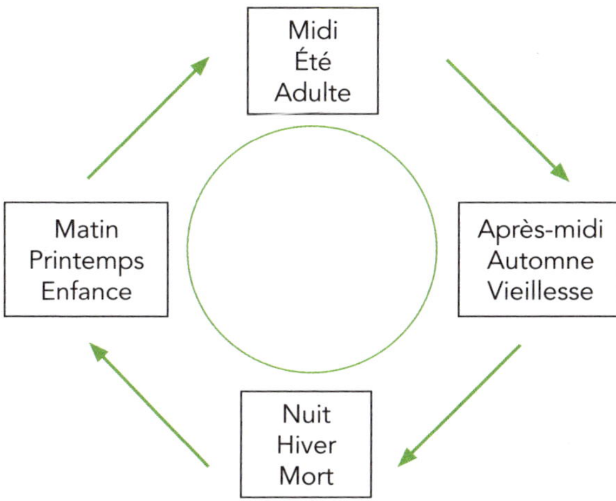

Question 1 : quel est le mode d'action de l'acupuncture ?

L'acupuncture stimule les capacités de défense de l'organisme et l'aide à harmoniser ses énergies.

Le mode d'action de l'acupuncture est bien connu : on sait depuis longtemps que la puncture d'un point provoque **la libération d'endorphines**, ces substances proches de la morphine et élaborées dans notre corps (cerveau, moelle épinière, système digestif). Les endorphines ont la capacité de diminuer les douleurs et de procurer une sensation de bien-être, elles sont sécrétées spontanément lors d'un effort physique intense, d'une excitation, d'une douleur ou d'un orgasme.

On sait aussi que l'acupuncture agit au niveau du système nerveux central (cortex cérébral, thalamus, moelle épinière, etc.) et qu'elle peut **bloquer la transmission de certaines informations sensitives** en provenance de la périphérie. Ainsi, par exemple, l'acupuncture empêche les influx douloureux d'une inflammation d'organe ou de tissu à tout niveau du corps de parvenir au cerveau.

L'acupuncture agit également sur le système neurovégétatif, donc sur l'état psychologique des patients, apportant **un état d'esprit positif et paisible**.

Question 2: que signifient le Yin et le Yang?

Le Yin et le Yang représentent le principe et la source de l'existence de toute chose: ce sont les deux entités opposées et complémentaires que l'on retrouve dans tous les aspects de la vie et de l'Univers.

Deux entités opposées et complémentaires

C'est la façon qu'ont les Chinois d'observer et de décrire le monde.

Le Yin et le Yang expliquent toutes les manifestations existant dans l'Univers et décrivent la physiologie et la pathologie du corps humain.

Ils expriment la dualité fondamentale de la Vie, la réalité, l'essence de toute vie manifestée dans sa relativité.

Chaque objet, chaque phénomène de l'Univers comprend un aspect Yin et un aspect Yang qui sont en même temps opposés et complémentaires : leur développement et leur évolution sont liés aux transformations dynamiques du Yin et du Yang.

Quelques exemples

Yin	Yang
Principe féminin	Principe masculin
Repos	Activité
Immobilité	Mouvement
Terre	Ciel
Matériel	Fonctionnel
Nord	Sud
Eau	Feu
Organes (Zang)	Entrailles (Fu)
Mère	Père
	...

Nutrition	Protection
Espace	Temps
Intérieur	Extérieur
Descendant	Ascendant
Lune	Soleil

Question 3 : que nous dit la théorie des cinq mouvements ?

L'Univers et les vivants sont composés des mêmes éléments rangés en cinq catégories.

Chaque catégorie englobe une multitude de notions reliées par un mouvement énergétique semblable.

Ces cinq éléments, appelés aussi les cinq mouvements, se répercutent sur toutes les fonctions du corps.

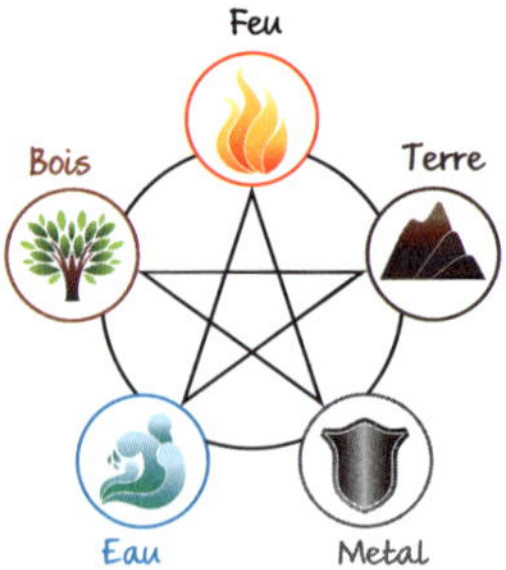

Le système des cinq mouvements :

- permet de voir l'organisme dans sa totalité ;
- explique les interactions entre les organes ;
- explique les interactions entre le corps et l'environnement ;

- permet de choisir des points pour un traitement précis ;
- permet de comprendre les raisons de l'apparition de symptômes ;
- explique l'évolution d'une maladie à partir d'un système défaillant.

Quelques correspondances des cinq mouvements

Mouvement	Organe	Tissus	Organes des sens	Émotion
Bois	Foie	Tendons, ongles	Yeux (vue)	Colère
Feu	Cœur	Vaisseaux sanguins	Parole (toucher)	Joie
Terre	Rate	Muscles lèvres	Bouche (goût)	Souci
Métal	Poumon	Peau, pilosité	Nez (odorat)	Tristesse
Eau	Rein	Os, cheveux	Oreille (ouïe)	Peur

Il va falloir placer sur chacun des cinq mouvements les qualités spécifiques qui leur correspondent (**« correspondances »**) et décrire les lois qui définissent les interactions entre les mouvements.

Les cinq mouvements constituent un mode analogique et dynamique de classification des aspects de l'Homme et de l'Univers vu par lui : à chaque mouvement va correspondre un viscère, un tissu, un facteur climatique, une saison, une saveur, une émotion, etc.

Chaque mouvement est une plaque tournante, un lieu d'échanges énergétiques relié avec les quatre autres.

Question 4: quels sont les trois trésors de la MTC?

La MTC a défini trois facteurs qui se rencontrent en permanence et se mélangent dans le corps:

- **Jing**: support matériel (corps) et « principe vital » (programme de vie, héritage du père et de la mère et « essence » tirée de notre alimentation);
- **Shen**: « esprit organisateur », conscience, fonctions mentales et spirituelles, expériences;
- **Qi**: énergie ou souffle, mise en mouvement de tous les phénomènes de la vie, dynamisme.

Cela explique que tout être est unique: chaque parole et chaque acte sont marqués en même temps par notre capital génétique, par notre esprit et notre expérience, de même que par la qualité de nos énergies.

Toute la physiologie de l'Homme est basée sur la rencontre de ces trois facteurs qui vont déterminer le chemin de vie de chacun.

À RETENIR

Les Chinois comparent le Jing à la cire de la bougie, le Qi à la flamme et le Shen au rayonnement émis par la flamme.

Question 5 : qu'est-ce que l'énergie ?

L'énergie, le souffle ou encore le Qi (prononcer « tchi ») représente ce qui anime et met en mouvement toutes les activités de notre corps.

Le Qi se manifeste sous plusieurs formes, citons-en les principales :

- le Qi d'entretien et de défense (tiré de notre alimentation) ;
- le Qi « ancestral » (véhiculant les caractéristiques de notre lignée familiale) ;
- le Qi « originel » (énergie organisatrice de notre vie depuis la conception) ;
- le Qi « des rythmes vitaux » (déterminant notre rythme cardiaque et respiratoire).

Ces différentes formes de Qi se réunissent, se rassemblent, se mélangent, apportant ainsi une signature propre à chaque individu dans ses activités.

Question 6 : qu'est-ce qu'un point d'acupuncture ?

Il s'agit de points répartis sur toute la surface du corps et reliés en profondeur aux viscères.

On compte sur chaque hémicorps 365 points d'acupuncture sur les différents méridiens, mais beaucoup d'autres points ont été répertoriés (points hors méridiens, points nouveaux, points curieux).

La stimulation d'un point d'acupuncture engendre une action spécifique soit simplement locale, soit sur le méridien auquel il appartient, soit encore sur le ou les organes auxquels il est rattaché.

LE PETIT PLUS

Les points d'acupuncture peuvent de plus avoir une fonction particulière : tonification ou dispersion du méridien, déblocage des énergies, circulation du Yin et du Yang, etc.

Question 7 : qu'est-ce qu'un méridien ?

Le système des méridiens est un réseau virtuel de circulation et de distribution des substances (Qi, Sang, Essences, Liquides organiques) dans tout l'organisme en vue de sa nutrition, de sa défense, de son humidification et de sa réparation.

Ce réseau est dense et comprend soixante-douze différents méridiens, chacun portant un nom qui se rapporte à ses fonctions propres.

Nous ne parlerons ici que des douze méridiens principaux (qui assurent le transport des énergies d'entretien) et des huit « Merveilleux Vaisseaux » (qui véhiculent surtout nos énergies ancestrales).

Bon à savoir

Les méridiens relient :
- les organes et les entrailles ;
- les membres et les articulations ;
- l'intérieur et l'extérieur ;
- le haut et le bas.

En fait, les méridiens coordonnent l'activité de toutes les parties de l'organisme, ils constituent la charpente énergétique et immatérielle, qui permet la communication interne et externe.

Chaque méridien résulte de la jonction de plusieurs points qui sont reliés à différentes zones internes, la stimulation de ces points engendrant une action spécifique à chaque méridien sur ses capacités circulatoires et, en profondeur, sur les organes auxquels ils sont liés.

Les douze principaux méridiens sont donc les voies de communication de l'énergie qui sont interconnectées en surface et reliées aux organes en profondeur.

Il y a six méridiens Yin (sur la surface antérieure du corps) et six méridiens Yang (sur la face postérieure du corps) qui véhiculent l'énergie selon un ordre et un rythme bien établis :

- 3 méridiens Yin du membre supérieur (Cœur **C** – Poumon **P** – Maître du Cœur **MC**) ;
- 3 méridiens Yang du membre supérieur (Gros Intestin **GI** – Intestin Grêle **IG** – Triple Réchauffeur **TR**) ;

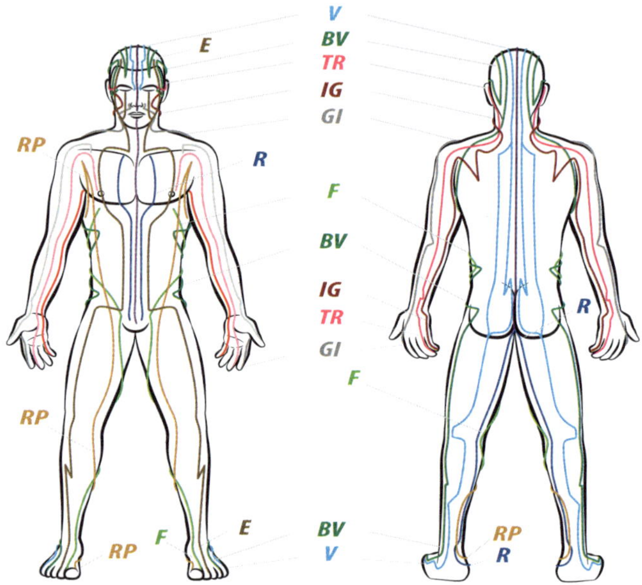

- 3 méridiens Yin du membre inférieur (Rein **R** – Foie **F** – Rate-Pancréas **RP**) ;
- 3 méridiens Yang du membre inférieur (Vessie **V** – Vésicule Biliaire **VB** – Estomac **E**).

En 24 heures, la circulation passe d'un méridien à l'autre selon un ordre et un horaire précis et subit une variation de flux toutes les deux heures pendant lesquelles chaque méridien se trouve en plénitude.

Quant aux « Merveilleux Vaisseaux », ils sont au nombre de huit, les deux situés sur les lignes médianes antérieure

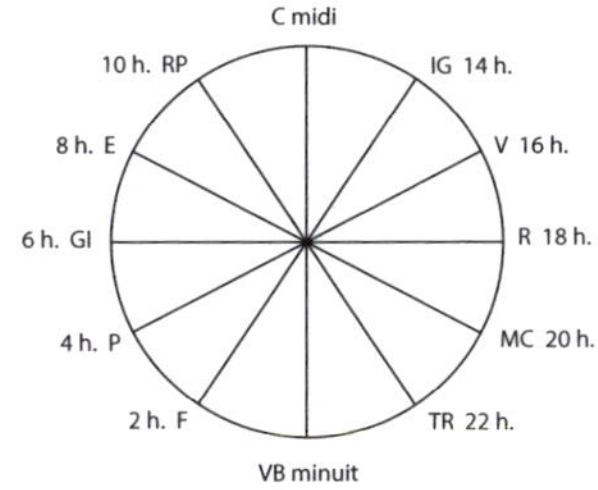

et postérieure du corps ont leurs points propres, les six autres empruntent leurs points aux méridiens principaux. Comme ils véhiculent notre énergie ancestrale de même qu'une partie de notre énergie défensive, ils seront surtout importants à utiliser dans le traitement des maladies chroniques.

Question 8 : quels sont les organes principaux en MTC ?

La MTC a défini douze « viscères » : les **organes** (de nature Yin) et les **entrailles** (de nature Yang) :

La théorie des **Zang Fu** (organes-entrailles) constitue le fondement de l'organisation vitale de l'Homme.

Les viscères en MTC correspondent à des entités fonctionnelles alors que ceux décrits en médecine occidentale représentent des structures organiques.

> **Zoom**
>
> **Organes (Zang)** : Cœur, Maître du Cœur, Poumon, Rate (ou Rate-Pancréas), Foie et Rein.
>
> **Entrailles (Fu)** : Intestin Grêle, Gros Intestin, Estomac, Vésicule Biliaire, Triple Réchauffeur et Vessie.

Cette théorie est en quelque sorte le noyau de la MTC: elle permet d'expliquer, en utilisant des modèles d'équilibre et de déséquilibre énergétiques, les fonctions des organes et des entrailles, les origines des maladies, elle permet de construire des traitements logiques et de replacer chaque phénomène dans un schéma global de relations fonctionnelles.

Si l'Occident distingue corps physique, pensée et esprit, la MTC englobe les éléments physiques, émotionnels, mentaux et spirituels et envisage les interactions perpétuelles qui existent entre ces différentes composantes et avec l'environnement.

La théorie des Zang Fu vise à l'harmonie

La MTC met l'accent sur la **fonction**, aussi la théorie des Zang Fu est-elle présentée en termes de fonctions d'organes et d'entrailles et vise-t-elle à l'harmonie: harmonie de l'Homme avec lui-même, en lui-même, harmonie avec ses semblables, harmonie avec la nature.

La fonction des Zang Fu est d'une part de recevoir l'air, la nourriture et les boissons provenant du milieu extérieur, de les digérer et de les transformer en substances vitales (Qi, Sang, liquides organiques, Jing) et en déchets, d'autre part de produire, de conserver, de renouveler, de transformer et de mettre en mouvement ces substances vitales: les déchets sont expulsés alors que les substances circulent à travers le corps, à l'intérieur ou à l'extérieur du réseau des méridiens, afin d'alimenter tous les systèmes et les tissus du corps.

Il existe une relation fonctionnelle entre chaque viscère et certains tissus, d'où la possibilité de déterminer l'état d'un viscère selon l'observation du tissu qui lui est associé. Chaque viscère est associé à une substance vitale, un tissu, à un organe des sens ou à une émotion, ce qui permet d'avoir très vite une approche globale de l'état d'un viscère.

Organe	Substances vitales	Tissus	Organes des sens	Émotion
P	Régit le Qi et les liquides	Peau, pilosité	Nez (odorat)	Tristesse
C	Régit le Sang	Vaisseaux, teint	Parole (toucher)	Joie
F	Stocke le Sang	Tendons, ongles	Yeux (vue)	Colère
RP	Transforme les aliments, retient le Sang	Muscles lèvres	Bouche (goût)	Réflexion, souci
R	Stocke le Jing, régit les liquides	Os, cheveux	Oreille (ouïe)	Peur

Le corps et l'esprit ne font qu'un : c'est le même Qi qui est à l'origine des processus physiologiques, mentaux, émotionnels et spirituels.

La relation entre une émotion particulière et le viscère auquel elle correspond est réciproque : l'état de l'un a des répercussions sur l'autre et vice-versa.

Les émotions ne perturbent le viscère correspondant que si elles sont excessives et/ou prolongées.

En traitant un viscère, on agit sur l'émotion qui lui est associée, on peut ainsi aider quelqu'un à trouver un équilibre émotionnel.

Les Chinois ont toujours considéré le corps de l'Homme comme un gouvernement où chaque organe remplit une fonction ministérielle.

Le Cœur est l'empereur gouvernant tout son royaume depuis l'intérieur de son palais, à l'abri de toute attaque extérieure (sinon, c'est la mort).

Son premier ministre est le Poumon qui est chargé de distribuer au lever du jour les différentes informations à travers le royaume.

Les autres organes Yin, de même que les entrailles Yang, ont chacun une fonction ministérielle.

Principales fonctions des organes

Cœur : empereur, « soleil de l'Empire »

C'est la charge du souverain.
Localisation : thorax = en haut et au centre
Cinq mouvements : Feu, Chaleur, été, Sud
Saveur : amère, odeur de brûlé, couleur rouge
Sentiment : joie, plaisir
S'ouvre à la langue (parole) et se manifeste au visage (teint)
Fonctions : logis du Sang, contrôle, remplit les vaisseaux sanguins et dirige la circulation sanguine (avec MC)
Shen : logis du Shen (esprit) et du Xin (nature propre de l'Homme)

Poumon : premier ministre

« *Il a la charge des transmissions ministérielles, commandements et articulations sortent de là* » (textes anciens).
Localisation : près du Cœur, « toit des viscères »
Cinq mouvements : Métal, sécheresse, automne, ouest
Saveur : âcre, piquante, odeur rance, couleur blanche
Sentiment : tristesse
S'ouvre au nez, se manifeste dans la voix
Fonctions : maître du Qi et de la respiration
Régit la descente et la diffusion des liquides et du Qi
Régit la peau et la pilosité
Shen : logis du Po (âme corporelle)

Rate : ministre des greniers (avec l'Estomac)

« *C'est la charge des greniers et des granges, les cinq saveurs sortent de là* » (textes anciens).
Localisation : au centre de l'Empire = carrefour
Cinq mouvements : Terre, Humidité, 5e saison, centre, lieu de vie
Saveur : sucrée, odeur de parfum, couleur jaune
Sentiment : réflexion, souci
Ouverture et manifestation au monde
S'ouvre à la bouche, se manifeste aux lèvres
Fonctions : transport, transformation des aliments et des boissons
Maintient le Sang dans les vaisseaux
Gère tous les tissus de soutien (les « chairs »)
Shen : logis du Yi (idée-opinion) et du Si (réflexion)

Foie : ministre du plan

C'est la charge du général des armées, « *délibérations et projets sortent de là* » (textes anciens).

Localisation : dans l'abdomen (partout fonctionnellement)
Cinq mouvements : Bois, Vent, printemps, Est
Saveur : acide, odeur du bouc, couleur verte
Sentiment : colère
S'ouvre à l'œil, se manifeste dans les ongles (défense-agressivité)
Fonctions : régularise le Qi et le Sang dans tout le corps
Organisation : élimine, draine, épure, aplanit
A la charge du devenir, commande les mouvements musculaires
Régit l'énergie défensive Wei
Shen : logis du Hun (âmes viscérales)

Rein : ministre de la création et de la re-création permanente

« *C'est la charge de ce qui fait la force, l'habileté et le talent* » (textes anciens).

Localisation : région lombaire, « sacrée »
Cinq mouvements : Eau, Froid, hiver, nord
Saveur : salée, odeur putride, couleur noire
Sentiment : peur, angoisse
Ouverture et manifestation au monde
S'ouvre à l'oreille, se manifeste au niveau des cheveux
Sa puissance se manifeste dans les os
Fonctions : thésaurise le Jing (transmission de la vie)
Réceptionne le Qi du Poumon et la descente des liquides
Shen : logis du Jing (principe de vie) et du Zhi (volonté)

En examinant les fonctions de chacun des organes de la MTC, on s'aperçoit de l'immense étendue des interventions possibles, que ce soit sur le plan physique ou psychologique.

Traiter le Poumon par exemple, c'est intervenir en même temps sur des affections nasales ou pulmonaires, sur la peau, sur le métabolisme des liquides ou encore sur les dépressions.

Attention, si l'acupuncteur vous dit que votre Foie est perturbé et que pour cette raison votre vue est troublée, votre ophtalmologue ignorant la physiologie chinoise risque de faire des gros yeux.

En MTC, l'énergie de ce qu'on appelle le Foie est responsable certes de la fonction hépatique, mais également de la vue, des tendons, des émotions de type colère, révolte, bref, de bien des choses qui ne sont pas en lien avec la fonction hépatique telle qu'on la connaît en médecine occidentale.

À RETENIR

Les Zang et les Fu ont pour fonction de maintenir des interactions énergétiques harmonieuses à l'intérieur du corps et entre le corps et l'environnement extérieur.

Question 9 : quelles sont les causes des maladies en MTC ?

Il y a trois groupes de causes de maladies en MTC :
- les causes externes ;
- les causes internes ;
- les causes ni externes ni internes.

Causes externes

Le corps humain se trouve en rapport avec tout ce qui l'entoure, en particulier avec les différents facteurs climatiques (**vent, chaleur, humidité, sécheresse, froid, feu**). Dans certaines conditions, les facteurs climatiques cités ci-dessus sont susceptibles d'engendrer des maladies qui sont dites d'origine externe.

Vent : énergie du printemps
Énergie Yang, rapide et soudaine
Attaque le haut du corps
Peut apparaître à d'autres saisons et se combiner avec une autre énergie dont il augmente la nocivité
Ses attaques touchent les points faibles de l'organisme.
Peut être d'origine externe ou interne
Exemples : urticaire, attaque cérébrale, convulsions

Chaleur : énergie de l'été
De nature Yang
Attaque le haut du corps
Externe : coup de Chaleur
Peut se déplacer à l'intérieur (signes de Chaleur interne)

Humidité : énergie de la fin de l'été
Maximum du Yang mais contient déjà du Yin
Attaque le bas du corps
Organe le plus sensible à l'humidité : Rate
Sensation de lourdeur, fatigue

Froid : énergie de l'hiver
De nature Yin
Attaque particulièrement le Rein, la Vessie, les Gonades, les Surrénales et l'Os
Lèse le Yang (Rate, Rein), fige, contracte
Écoulements clairs (se rattache au Rein)

Sécheresse : énergie de l'automne
De nature Yang
Attaque le haut du corps, en particulier le système Poumon-Gros Intestin-Peau
Sécheresse externe : climat sec ou conditions de Sécheresse artificielle
Sécheresse interne : peut naître d'une Sécheresse externe ou d'un vide de Yin
Estomac, Poumon et Rein sont les plus affectés.

Feu : chaleur à son degré le plus haut, donc « perverse »
Facteurs internes ou par transformation de facteurs externes (Vent, Froid, Chaleur, Humidité)
Excès d'aliments chauds-épicés, alcool
Émotions

Causes internes

Il s'agit là des troubles émotionnels.

En pathologie, un excès de **sentiment** peut nuire à l'organe.

Les sentiments peuvent perturber la circulation des énergies :

- **la colère** en excès nuit au Foie (les affections hépatiques rendent le malade coléreux) ;
- **la joie et la crainte** en excès nuisent au Cœur (les affections du cœur et de son enveloppe, MC (Maître du Cœur), peuvent rendre le malade craintif et joyeux) ;
- **la réflexion en excès** nuit à la Rate ;
- **la peur** en excès nuit au Rein (l'insuffisance rénale peut rendre le malade peureux) ;
- **la tristesse et l'angoisse** en excès nuisent au Poumon (les affections pulmonaires peuvent rendre le malade triste et angoissé).

Causes ni externes ni internes

1. Causes liées aux **cinq saveurs**

En quantité normale, les saveurs nourrissent l'organe. L'excès nuit aux organes et aux correspondances.

- Manger trop amer nuit au Cœur, dessèche la peau et fait tomber les poils (café, digitale, etc).
- Manger trop piquant nuit au Poumon, contracte les muscles et flétrit les ongles.
- Manger trop salé peut nuire au fonctionnement rénal.

- Manger trop sucré affecte le fonctionnement de la Rate.

2. Causes liées à une **hygiène alimentaire inadéquate**

- Une consommation excessive de crudités ou d'aliments froids entraîne un vide de Rate, une déficience de sang de Rate et de Foie, une déficience du Yang d'Estomac.
- Une insuffisance d'alimentation peut conduire à un vide du Qi de Rate ou à une déficience du Sang de Foie.
- Un excès d'aliments gras, frits, sucrés se transforme en humidité puis en chaleur-humidité de Vésicule Biliaire.
- Une consommation excessive d'aliments piquants entraîne un excès de feu de Cœur.
- Un excès de nourriture ou une insuffisance de nourriture entraînent un vide du Qi de Rate (déficience de Jing acquis).
- Un excès d'aliments frits et grillés épuise le Yin de Rate.

3. Causes liées aux **excès sexuels**

Les excès sexuels entraînent :

- un épuisement du Yin de Rein ;
- une déficience de Jing de Rein (inné) ;
- une déficience du Yin de Foie.

4. Causes liées au **surmenage** et à la **fatigue**

- Le surmenage conduit à un effondrement du Qi de Rate.
- Le surmenage et les excès divers entraînent un épuisement de l'énergie du Rein.

5. Causes **constitutionnelles** : dans les situations de faible constitution physiologique.

6. **Traumatismes**

Question 10 : comment poser un diagnostic en MTC ?

Contrairement à la médecine classique pour laquelle le diagnostic doit conduire à l'identification d'une maladie, le diagnostic en médecine chinoise consiste à définir le bilan énergétique d'un patient.

Le bilan énergétique est le recensement du niveau des énergies d'un patient ainsi que de la qualité de leur circulation dans l'organisme.

Une fois ce bilan réalisé, il est possible de définir un traitement susceptible de rétablir l'équilibre de ces énergies (tonifier ce qui est déficient, disperser ce qui est excessif, faire circuler ce qui est stagnant, etc.) : le praticien choisit alors des points d'acupuncture adaptés à ce bilan et ajoutera au besoin une formule de pharmacopée chinoise ou un exercice de Qi Gong adapté.

La MTC, comme la médecine occidentale, définit quatre phases distinctes pour l'établissement d'un diagnostic, en y ajoutant cependant quelques détails.

1. L'inspection

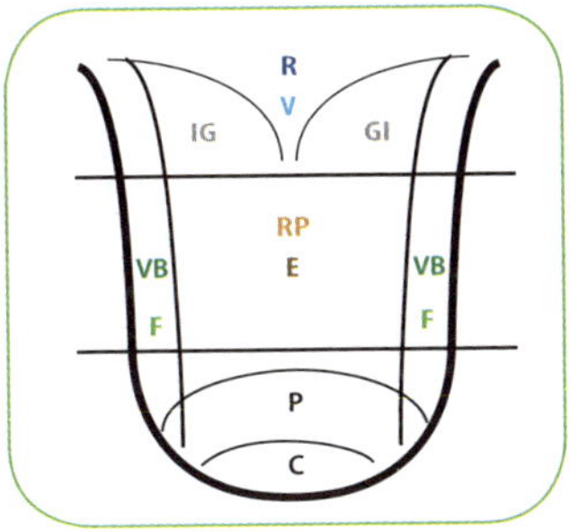

L'aspect général, le teint, les yeux, le regard, la voix, la peau ou encore la démarche apportent des informations souvent très utiles au moment de la consultation. Ces signes donnent déjà une idée des plaintes qui amènent un patient à consulter. La MTC accorde une grande importance à l'examen de la langue, à sa forme, à sa couleur et à son enduit.

2. L'auscultation

Il s'agit là d'écouter les sons produits par un patient (voix, parole, respiration, hoquet, éructations, soupirs, gémissements, respiration sifflante) et de percevoir les odeurs qui peuvent se dégager de lui.

3. L'interrogatoire

Phase essentielle de tout examen clinique, l'interrogatoire se conduit comme en médecine classique, en laissant d'abord le patient décrire ses symptômes, puis en ciblant les questions selon « le chant des dix questions » :

insomnie	lourdeur	toux	lombalgie	céphalées
palpitations	fatigue	crachats	troubles urinaires	vertiges
Cœur	**Rate**	**Poumon**	**Rein**	**Foie**

De plus, la MTC a décrit huit règles qui permettent de classifier plus précisément les maladies et d'en déduire les principes thérapeutiques :

- **Yin-Yang** (type, qualité de la manifestation) ;
- **froid-chaleur** (apparence) ;
- **intérieur-extérieur** (localisation et son évolution) ;
- **vide-plénitude** (rapport de force entre énergie correcte et énergies pathogènes).

4. La palpation

Elle comprend trois phases, la palpation des pouls (fondamentale en MTC), celle du corps et celle des points d'acupuncture.

La prise des pouls est un moment fondamental de l'examen en médecine chinoise. Elle est indispensable car elle va non seulement confirmer le diagnostic chinois élaboré par les différentes étapes de la consultation (observation, audition/olfaction, interrogatoire, palpation), mais aussi apporter des informations complémentaires et utiles au choix d'un traitement adapté.

Les pouls peuvent être perçus à divers endroits du corps, mais les plus utilisés sont les pouls radiaux (artère radiale) au niveau des deux poignets.

Bon à savoir

La prise de ces pouls est très différente de celle utilisée en médecine classique qui ne recherche que la fréquence et le rythme des pulsations ; en médecine chinoise, la palpation de l'artère radiale sur trois zones voisines et sur deux niveaux de profondeur interroge l'état énergétique de chacun de nos douze viscères. Les pulsations sont examinées selon plusieurs critères : leur intensité, leur qualité, leur profondeur, leur forme, leur dimension et leur rythme.

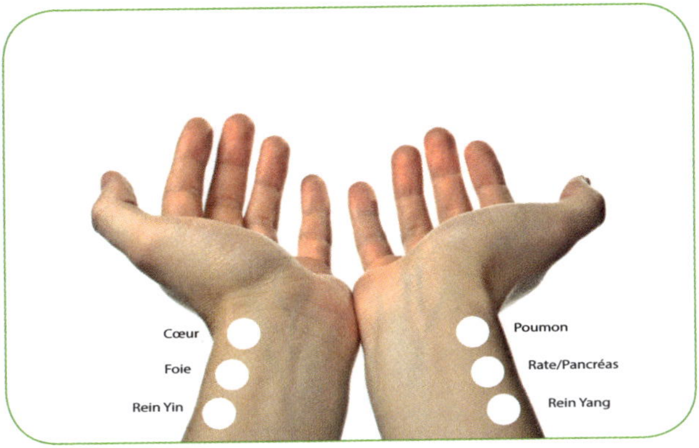

Les informations recueillies sont essentielles pour évaluer la nature et la localisation des maladies.

Les pouls sont palpés à chaque consultation et permettent de suivre l'évolution d'une affection.

Le but de tout examen clinique est de trouver le problème qui est à l'origine du déséquilibre :

- les viscères ;
- l'entretien de la vie (Triple Réchauffeur) ;
- les processus de création ;
- les fonctions de communication ;
- les rythmes ;
- la coordination et la régulation ;
- les mouvements d'énergie.

L'important est de comprendre le fonctionnement d'un patient dans son entièreté, dans ses mouvements d'énergie, dans ses rythmes et dans ses rapports avec lui-même et avec le monde qui l'entoure.

C'est seulement lorsque le patient sera dévoilé dans ce qu'il est que nous pourrons l'aider à se guérir lui-même.

chapitre 4

L’acupuncture

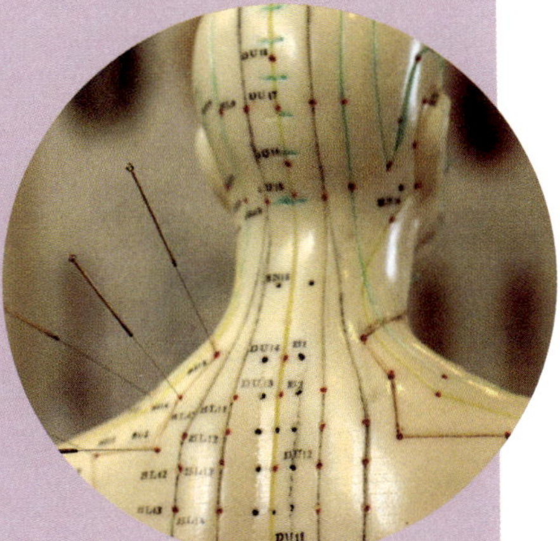

Un traitement préventif
et curatif qui s’adresse
au corps et à l’esprit

Question 11 : quelles affections peut-on traiter avec l'acupuncture ?

La MTC étant un système médical complet, toutes les maladies pourraient en principe être traitées par l'acupuncture.

Dans la mesure où l'acupuncture peut renforcer le terrain des individus, elle pourra pour le moins participer à l'amélioration de l'état général voire retarder l'évolution vers une aggravation de la maladie.

Il faut souligner que grâce aux progrès réalisés par la médecine occidentale (découverte des antibiotiques, de la

Bon à savoir

Qu'est-ce qu'une affection fonctionnelle ?

Les **affections fonctionnelles** sont des maladies qui n'ont pas de support lésionnel. On parle de phénomène de conversion, c'est-à-dire de traduction sur le plan somatique d'une émotion. Si ce trouble fonctionnel se répète indéfiniment, il peut en parallèle créer une lésion anatomique et somatique, et dans ce cas, entraîner une maladie psychosomatique.

Des douleurs épigastriques par exemple seront dites organiques si un ulcère d'Estomac est confirmé par une gastroscopie, elles seront par contre taxées de fonctionnelles si aucune lésion n'est constatée au niveau de l'estomac.

cortisone, de l'insuline ou encore avancées extraordinaires de la chirurgie), l'utilisation en première intention de l'acupuncture concerne aujourd'hui essentiellement le traitement des affections dites fonctionnelles.

Témoignage

Dans un dispensaire de brousse africain, un patient porteur d'une sonde urinaire est présenté au formateur : l'infirmier explique que ce patient ne peut plus uriner à cause d'une hypertrophie de la prostate.
Le formateur s'emporte contre l'infirmier, lui répétant que l'acupuncture ne peut rien contre une prostate trop grosse qui bloque l'écoulement des urines et que la chirurgie s'impose dans de tels cas.
L'infirmier montre alors du doigt un autre patient assis en face du lit et dit au formateur :
– Regarde Issouf, il avait le même problème, je l'ai piqué deux fois avec des aiguilles et tout est rentré dans l'ordre, il n'a plus de sonde depuis trois semaines.

L'acupuncture donne parfois des résultats inattendus…

Les affections fonctionnelles et psychosomatiques constituent donc le réservoir majeur des indications à des traitements d'acupuncture et elles sont innombrables, que ces traitements soient curatifs, préventifs ou complémentaires à la médecine occidentale.

La **douleur**, quelle qu'elle soit, est sans doute le symptôme qui peut le mieux répondre à une thérapie par acupuncture : en termes chinois, la douleur est liée à un blocage, à une stagnation ou à un vide d'énergie. Le rétablissement d'une circulation fluide et harmonieuse dans la zone douloureuse en utilisant les caractéristiques propres à chacun des points d'acupuncture choisis permettra de faire disparaître la douleur. C'est en même temps simple et logique et c'est souvent très efficace !

Tous les domaines de la médecine peuvent bénéficier d'un traitement par acupuncture, les principales affections où l'acupuncture, seule ou en complément d'un traitement classique, peut avoir une action favorable sont citées dans l'encadré page suivante.

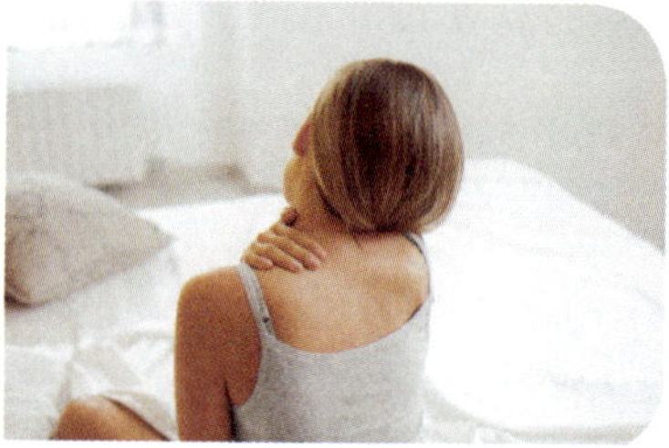

Précisons bien toutefois qu'avant un traitement d'acupuncture, il faut s'assurer que toute atteinte organique a pu être exclue par un bilan médical complet.

Le saviez-vous ?

En 1990, l'OMS a recensé 140 indications pour des traitements d'acupuncture.

Bon à savoir

Principales indications de l'acupuncture :

- **cardiologie** (palpitations, tachycardie, troubles circulatoires, etc.) ;
- **dermatologie** (acné, eczéma, urticaire, psoriasis, zona, verrues, etc.) ;
- **endocrinologie** (diabète, hyperthyroïdie, hypothyroïdie, etc.) ;
- **gastro-entérologie** (aphtes, douleurs abdominales, allergies alimentaires, dyspepsie, nausées, coliques, constipation, diarrhée, ballonnements, inappétence, etc.) ;
- **gynécologie** (tout trouble des règles, syndrome prémenstruel, leucorrhées, infertilité, douleur des seins, accouchement, troubles du post-partum, troubles de la ménopause, etc.) ;
- **maladies infectieuses** (affections externes aiguës, fièvres, grippe, refroidissement persistant, etc.) ;
- **neurologie** (séquelles d'AVC, céphalées, migraines, démence sénile, épilepsie, évanouissement, hyperactivité, jambes sans repos, mémoire, névralgies, polyneuropathies, paralysie faciale, tremblements, zona, etc.) ;
- **odonto-stomatologie** (articulation temporo-mandibulaire, bruxisme, affections des gencives, douleurs des dents, parodontopathies, etc.) ;
- **ophtalmologie** (affections des paupières, conjonctivite, larmoiement, glaucome, DMLA, rétinopathies, névrite optique, myopie, presbytie, douleur oculaire, baisse de la vision, etc.) ;
- **oto-rhino-laryngologie** (douleurs du nez, de la gorge et des oreilles, sinusites à répétition, épistaxis, rhinite allergique, acouphènes, vertiges, aphonie, etc.) ;
- **pédiatrie** (asthme, coliques du nouveau-né, convulsions fébriles, énurésie, hyperactivité, otites à répétition, terreurs nocturnes, etc.) ;

...

4

...

- **pneumologie** (asthme, obstruction thoracique, essoufflement, éternuements, toux, etc.);
- **psychiatrie** (agitation, angoisse, anxiété, dépression, folies, insomnie, irritabilité, phobies, propos incohérents, rêves, somnolence, TOC, etc.);
- **rhumatologie** (troubles musculaires et tendineux, cervicalgie, lombalgie, épicondylite, douleur de hanche, coccycodynie, douleur des membres, talalgie, fibromyalgie, etc.);
- **urologie** (rétention urinaire, incontinence, dysurie, colique néphrétique, impuissance, troubles sexuels, affections prostatiques, hernie scrotale, etc.).

Parmi les affections générales, on peut encore citer les fatigues, les transpirations, les œdèmes, etc.

On peut le constater, les affections graves (cancers, Sida, etc.) ne sont pas citées dans cet ouvrage: si l'acupuncture peut éventuellement améliorer certains symptômes accompagnant ces maladies (douleurs, angoisse, dépression, etc.), elle n'est pas appelée à intervenir en priorité. S'il fallait un traitement complémentaire, la pharmacopée chinoise serait plus adaptée.

En revanche, l'acupuncture est de plus en plus utilisée en cancérologie pour apaiser les effets iatrogènes des chimiothérapies.

Quant à l'acupuncture esthétique (effacement des rides du visage, seins tombants, cellulite, affaissement des paupières, etc.), elle ne fait pas partie de l'arsenal thérapeutique des auteurs et ne sera par conséquent que citée dans cet ouvrage, les résultats de tels traitements paraissant trop éphémères et aléatoires.

Question 12 : l'acupuncture est-elle préventive ou curative ?

Comme il a été dit plus haut, l'acupuncture ne guérit pas directement les maladies. Elle permet d'équilibrer, d'harmoniser et donc de renforcer l'organisme, lui donnant ainsi les armes pour se défendre contre toute agression.

Elle peut donc être tout aussi bien **préventive** que **curative** :

- **préventive** : si l'on renforce par exemple le « printemps intérieur » constitutionnellement faible chez les patients souffrant de rhinite allergique saisonnière avant l'apparition des premiers symptômes, on permet au patient d'être mieux armé pour repousser les pollens allergisants vers l'extérieur au moment de leur apparition ;
- **curative** : une maladie qui s'est installée dans un organisme affaibli ne saurait persister si l'organisme dispose à nouveau des énergies nécessaires à son élimination.

Question 13 : les résultats sont-ils durables ?

Impossible à dire.

Qui peut dire si une intervention médicale quelle qu'elle soit apportant une amélioration de la santé va être durable ou si une maladie ne réapparaîtra plus ?

Éviter les rechutes

En MTC, la survenue d'une affection est souvent liée à un point faible chez un patient : les symptômes observés permettront de déterminer une faiblesse, constitutionnelle ou acquise, d'une loge énergétique et le traitement devra être dirigé vers un renforcement de cette loge pour éviter les rechutes.

Ainsi, des épisodes infectieux répétitifs de sinusites par exemple nécessiteront un traitement de la loge « Poumon » et/ou du « Foie » ainsi qu'une régulation énergétique globale dans le but d'empêcher l'accès répété d'agents infectieux dans les voies aériennes.

Le caractère définitif ou seulement passager du résultat d'un traitement d'acupuncture dépend évidemment de la gravité de l'affection, du mode de vie du patient (hygiène de vie, émotions, etc.) et aussi de la qualité de l'acupuncteur.

Question 14 : y a-t-il des contre-indications à l'acupuncture ?

Non, il n'y a pas de véritable contre-indication mais il peut se présenter certaines situations où il est préférable de ne pas utiliser l'acupuncture.

La prudence est de mise chez des patients instables atteints de troubles psychiques sévères et qui peuvent présenter des réactions exagérées et inattendues (épisode de bouffées délirantes observé chez un patient schizophrène après la pose d'une seule aiguille…).

Face à des patients réticents et soupçonneux ou installés confortablement dans une maladie qui leur convient (et qui peut présenter des bénéfices secondaires psychologiques ou autres…), mieux vaut s'abstenir, l'acupuncture ne sera d'aucun secours ou alors elle pourra générer sans raison des réactions indésirables.

Témoignage

Un jeune patient sympathique, contraint par sa femme à traiter ses insomnies par l'acupuncture, fait un malaise vagal avant même la pose de la première aiguille : il n'osait pas avouer sa terreur d'être piqué…

Il arrive parfois que les symptômes pour lesquels le patient vient consulter (par exemple des douleurs) soient intensifiés dans les 48 à 72 heures qui suivent la séance, ce qui est fort déplaisant, mais plutôt bon signe, car l'amélioration doit suivre.

Parfois aussi certains patients signalent une aggravation durable de leurs symptômes après une séance d'acupuncture : si cette aggravation perdure après la deuxième séance, mieux vaut interrompre le traitement, même si l'acupuncture en elle-même ne peut pas expliquer une telle aggravation.

On observe rarement une allergie au métal des aiguilles d'acupuncture qui se manifeste par une rougeur anormale au lieu d'implantation de chaque aiguille. Dans ce cas, l'arrêt du traitement s'impose.

La littérature fait état d'autres contre-indications (cancers, Sida, maladies infectieuses, maladies du système immunitaire, épuisement, patients âgés, surmenage, etc.), mais il n'existe aucune évidence que l'acupuncture pourrait avoir des effets

Bon à savoir

L'acupuncture peut être pratiquée au cours de la grossesse mais il faut se montrer prudent, de nombreux points étant interdits. Certains acupuncteurs renoncent à traiter des femmes enceintes, même s'il est fortement improbable que l'acupuncture soit en mesure d'interrompre une grossesse qui se déroule normalement. L'existence de centres hospitaliers universitaires dédiés à l'acupuncture obstétricale en est l'illustration.

négatifs dans ce type de situations. Au contraire, l'acupuncture peut se montrer très utile dans le soulagement de symptômes liés à des affections graves ainsi qu'à des effets secondaires médicamenteux.

Question 15 : peut-il y avoir des effets secondaires ?

Oui, mais ils sont le plus souvent bénins et bien acceptés par les patients pour autant que l'acupuncteur les avertisse de leur possible survenue.

Une aggravation passagère de la symptomatologie est possible, surtout après la première séance, c'est même souvent un signe favorable.

Certains patients particulièrement sensibles et émotifs peuvent présenter ce qu'on appelle un choc vagal au moment de la pose des aiguilles : malaise subit, pâleur, transpirations profuses, pouls ralenti, parfois

Bon à savoir

Pour les Chinois, une maladie peut signer la présence dans le corps d'énergies perverses qui dominent les énergies favorables.
Une séance d'acupuncture va renforcer les énergies favorables du corps qui vont alors entrer en guerre contre les énergies perverses dominantes.
C'est cette guerre qui est responsable de l'aggravation passagère des symptômes et qui marque le début d'un retour à la normale.

même perte de connaissance. De tels incidents sont dus à une stimulation brutale du nerf vague, le principal véhicule du système parasympathique qui constitue le système de repos de l'organisme, dominant la nuit (ralentissement des rythmes cardiaque et respiratoire, détente musculaire, pupilles contractées).

Il faut immédiatement retirer les aiguilles, coucher le patient et éventuellement lui masser vigoureusement un point situé au milieu de l'espace entre la lèvre supérieure et la base du nez, point dit de réanimation.

Soyez rassurés, ces épisodes spectaculaires ne sont pas du tout graves, tout revient à la normale en quelques minutes mais sachez qu'il vaut mieux piquer les patients en position couchée, en tout cas lors de la première séance d'acupuncture.

Il est possible également que les patients ressentent une certaine fatigue après une séance, mais ce symptôme n'est en aucun cas un signe d'intolérance à l'acupuncture.

Les effets de l'acupuncture sont très variables auprès des patients, ils sont vite reconnus et chaque patient prendra les mesures qui conviennent.

? Le saviez-vous ?

L'absence de réaction après une séance d'acupuncture ne signifie nullement que la séance a été inopérante.

Question 16 : y a-t-il des risques avec l'acupuncture ?

Appliquée par un praticien expérimenté, l'acupuncture ne présente pas de risque majeur mais il faut bien savoir qu'il n'est pas d'acte thérapeutique sans risque.

En dehors des effets secondaires cités plus haut, il est nécessaire de considérer certains aspects potentiellement dangereux liés à la pratique de l'acupuncture.

Le manque d'asepsie est le premier qui vient à l'esprit (voir p. 86-87), mais l'utilisation systématique d'aiguilles stériles à usage unique, progressivement devenue incontournable, permet d'éviter les problèmes d'infections locales et générales tout en garantissant des aiguilles bien affûtées donc moins douloureuses à la puncture.

Témoignage

Une femme très distinguée demande une séance d'acupuncture pour arrêter de fumer.
Je l'avertis que la puncture des deux points situés sur les bords du nez sont susceptibles de provoquer un petit hématome.
« Quelle horreur, j'ai un bal ce soir, ne me faites pas ça ! »
J'accepte de ne pas la piquer à cet endroit pour éviter toute catastrophe.
Elle insiste malgré tout, désireuse de tout tenter pour arrêter le tabac, à tel point que je finis par lui mettre ces deux aiguilles.
Après la séance, deux magnifiques hématomes ornent son nez…

Il est tout à fait possible que le fait de piquer des points d'acupuncture puisse provoquer un saignement et même des hématomes: ce n'est en tout cas pas le signe que l'acupuncteur n'est pas compétent, il faut savoir que cela peut arriver.

La puncture de certains points peut présenter certains risques, surtout ceux situés sur le thorax, en regard des poumons. Planter trop profondément une aiguille dans cette zone peut conduire à une perforation de la plèvre et provoquer de graves complications pulmonaires (pneumothorax).

De même, la puncture de points partout sur le corps peut toucher un nerf ou une artère et des effets néfastes prolongés ne sont pas à exclure.

Lorsqu'une quinzaine d'aiguilles sont utilisées lors d'une séance, il n'est pas rare que le praticien oublie d'en enlever une à la fin de séance et que le patient la retrouve chez lui.

Cela peut arriver, ne soyez pas fâché contre votre acupuncteur, Alphonse Allais n'a-t-il pas dit: « *L'oubli, c'est la Vie…* »?

TÉMOIGNAGE

Certains acupuncteurs au Vietnam utilisent des aiguilles mesurant 40 à 50 cm qu'ils insèrent sur une zone de l'épaule, de la nuque ou de la hanche et qu'ils font cheminer sous la peau sur toute l'étendue du bras, du dos ou de la cuisse.

Tout cela en prenant l'aiguille avec leurs doigts et sans se laver les mains entre deux patients.

Et, disent-ils, ils n'ont jamais constaté ni d'infection ni de lésion de nerfs ou d'artère…

Question 17 : faut-il y croire ?

Pas forcément, mais ça aide !

Tout acte thérapeutique quel qu'il soit sera plus efficace si le patient accepte pleinement les soins proposés, s'il a confiance dans son soignant, s'il est informé avec précision des conséquences de l'intervention pratiquée sur lui et s'il croit réellement à une amélioration à venir de son état.

Un soignant faisant preuve d'une écoute bienveillante, d'une empathie réelle et d'une tranquille assurance apportera autant de réconfort à ses patients que la technique qu'il utilise.

Témoignage

Les soignants de brousse en Afrique sont parfois hautains avec leurs patients, les saluant à peine et les traitant avec brusquerie.

Il a fallu leur faire comprendre lors d'une mission humanitaire que leurs soins seraient beaucoup plus efficaces s'ils manifestaient un peu de gentillesse envers leurs patients : un sourire, un bonjour, une tape amicale sur l'épaule…

Quelques jours plus tard, une ambiance joyeuse régnait dans le dispensaire, les soignants tout sourire devisant gaiement avec les patients…

Certains grands maîtres disent que la première aiguille dans une séance d'acupuncture, c'est l'acupuncteur. C'est-à-dire son attention, son intention, sa conscience et sa qualité humaine.

> La première aiguille dans une séance d'acupuncture, c'est l'acupuncteur

Traiter un patient sceptique quant aux résultats éventuellement favorables de l'acupuncture n'est pas rare et il faut bien reconnaître que c'est un véritable défi à relever.

Mais bien souvent, malgré les réticences ressenties, l'acupuncture est une réussite et finit par convaincre les patients de son efficacité.

L'acupuncture ne demande donc pas une foi aveugle ni des espoirs fous, mais il est vrai qu'un traitement effectué dans une atmosphère positive est susceptible de renverser certaines convictions.

La vie d'un acupuncteur qui a compris ces éléments est alors emplie de succès magnifiques, de relations humaines riches et de plaisir d'en apprendre toujours davantage dans son domaine.

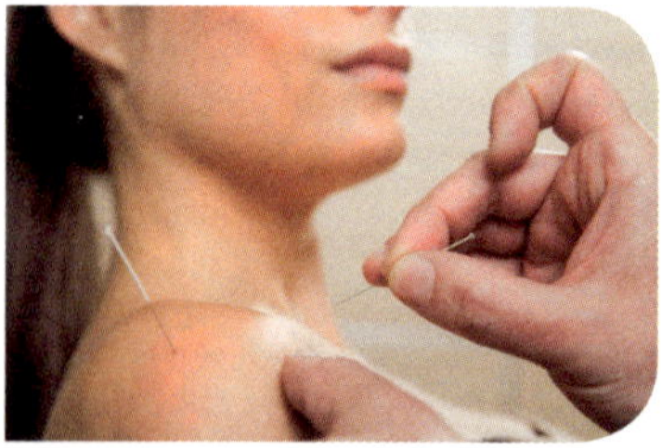

L'humilité le contraint toutefois à reconnaître les nombreux échecs auxquels il a dû faire face...

Question 18 : une démarche spirituelle est-elle nécessaire ?

L'acupuncture, ce n'est pas de la magie, du surnaturel, de l'immatériel, l'émanation d'un principe supérieur.

Il s'agit d'une intervention matérielle, bien réelle : des aiguilles sont mises en place selon des lois qui existent depuis plus de 3 000 ans et les effets obtenus n'ont rien de miraculeux puisqu'ils ne font que suivre une logique que l'on peut qualifier de scientifique (dans le sens qu'elle a été observée et expérimentée sur une période de plusieurs siècles).

Suivre un traitement d'acupuncture ne nécessite donc aucune démarche spirituelle particulière et ne contrevient nullement aux croyances de chacun.

L'acupuncture vétérinaire existe en Chine depuis la nuit des temps et a démontré son efficacité. Or, les animaux ne peuvent être suspectés d'obéir à une démarche spirituelle…

En 500-600 apr. J.-C., la « Charte des points d'acupuncture des méridiens du cheval » fut créée en même temps que celle du

Témoignage

Un patient, pasteur de son état, a renoncé à poursuivre un traitement d'acupuncture après la première séance.

Il s'est senti agressé dans sa foi, convaincu que les petites aiguilles s'arrogeaient un pouvoir quasi divin.

Tiens, tiens, l'acupuncture, de la magie noire… ?

Le saviez-vous ?

Il existe des planches d'anatomie d'acupuncture vétérinaire pour les chevaux, les vaches, les cochons, les chiens, les poulets, etc.

Faut-il que ces patients particuliers aient une démarche spirituelle pour que cela fonctionne ? Nous ne le pensons pas…

corps humain à partir de la mise en relation de points sensibles à la surface du corps avec des troubles plus profonds organiques, viscéraux, tissulaires ou même psychiques. Des corrélations étaient aussi établies entre la symptomatologie et l'environnement de l'animal, sa nourriture, la saison, le climat… selon le principe des cinq mouvements décrits plus haut.

Question 19 : l'acupuncture s'adresse-t-elle au corps ou à l'esprit ?

La question est subtile.

Ce qui est extraordinaire avec l'acupuncture, c'est qu'elle s'adresse à l'individu dans son entièreté.

En médecine chinoise, on ne considère pas l'Homme comme étant seulement un corps, ou comme étant seulement un esprit. Les deux sont liés intimement et interagissent : lorsqu'on soigne une personne, le traitement va agir globalement, c'est-à-dire sur l'aspect physique comme sur l'aspect émotionnel.

Les deux sont liés intimement et interagissent

Il arrive parfois qu'un patient vienne consulter pour un problème psychologique tellement douloureux que les mots sont impossibles, surtout si la personne en question est naturellement introvertie ou en difficulté pour mettre en mots ses soucis. Cependant, ce ne sera pas un problème car l'examen selon la MTC permettra d'élaborer un bilan énergétique, intégrant l'examen physique, l'observation, la palpation et un interrogatoire sur le fonctionnement du corps. Le traitement qui en découlera logiquement agira également sur l'aspect psychologique.

La pensée chinoise a créé un système dynamique de fonctions et de correspondances constamment interconnectées et interreliées, ce qui permet de s'adresser en même temps aux aspects physique, psychique et même spirituel d'un être.

Pour illustrer de manière schématique ce propos, les Chinois décrivent cinq organes qui ont chacun des caractéristiques spécifiques et qui peuvent influencer chacune de nos fonctions.

Zoom

Le Foie, par exemple, emblème du printemps, donc de tout ce qui s'extériorise (comme les feuilles sur les arbres), représente les yeux, la colère, le mouvement vers les autres, les tendons, les ongles, la prévision, les rêves, la défense contre les infections, bref, tout ce qui tourne autour de l'extériorisation de nos fonctions.

En traitant l'organe Foie, on voit que l'on peut agir simultanément sur un aspect physique (yeux, tendons, ongles) ou psychique (colère, frustration).

Attention

Si l'on vous dit que votre Rate est faible ou que votre Foie est en plénitude, ne prenez pas cela comme de l'argent comptant : les organes peuvent être intègres et leurs fonctions énergétiques perturbées. La terminologie peut être trompeuse et ce type de commentaires peut semer le trouble dans votre esprit. Votre acupuncteur ferait mieux de ne pas trop parler…

Les principales lois de l'acupuncture sont difficiles à comprendre si l'on n'est pas soi-même formé dans ce domaine. Mais il suffit d'admettre qu'un traitement d'acupuncture s'adresse à notre organisme dans son entier et qu'un praticien expérimenté saura interpréter nos troubles pour y mettre de l'ordre.

Question 20 : peut-on être contaminé par les aiguilles ?

Aiguilles stériles à usage unique

Rappelons tout de même qu'il est indispensable que le praticien désinfecte la peau avant l'insertion des aiguilles et utilise des aiguilles stériles à usage unique. Elles évitent des infections locales et générales tout en étant moins douloureuses à la puncture puisqu'elles sont bien affûtées.

Cela dit, le risque de contamination par les aiguilles est très faible. Les bactéries de la peau sont généralement peu agressives et ne provoquent pas d'infections locales.

Le Sida a longtemps incité des patients à renoncer à l'acupuncture par crainte d'être contaminés : s'il peut rester une quantité infime de sang sur une aiguille lorsqu'elle est retirée de son point, ce sang va sécher en quelques minutes et le virus du Sida, qui a horreur de l'air libre et de la lumière, va devenir inactif. Au pire, c'est le soignant qui en se piquant lui-même au moment de retirer l'aiguille pourrait se contaminer : ce cas n'a jamais été décrit.

Par contre, des épidémies d'hépatite B ont été décrites dans des régions de Chine où il était avéré que les soignants non seulement ne stérilisaient pas leurs aiguilles, mais les passaient dans leurs cheveux gominés avant de piquer leurs patients : il se peut que sur des aiguilles non stérilisées les virus de l'hépatite s'enkystent et soient conservés assez longtemps pour infecter les patients suivants.

Mais soyez tranquilles, aucun acupuncteur sensé ne procède ainsi dans nos contrées.

Ayez tout de même l'œil ouvert…

Question 21 : utilise-t-on encore l'acupuncture en Chine ?

Oui, bien sûr.

Même si dès l'apparition de la médecine occidentale en Chine, l'acupuncture est tombée peu à peu dans l'oubli au début du XXe siècle, elle a été réintroduite plus tard par le Président Mao qui l'a réintégrée dans tous les centres de formation médicale.

C'est ainsi qu'aujourd'hui l'acupuncture côtoie la médecine occidentale dans la plupart

? Le saviez-vous ?

Au Vietnam, tous les hôpitaux et tous les dispensaires ruraux disposent aujourd'hui de départements dédiés à l'acupuncture, si bien que la presque totalité de la population vietnamienne peut avoir recours à ce type de soins. Les médecins acupuncteurs sont principalement formés à l'école chinoise mais plusieurs sont venus en Europe pour leur formation.

des hôpitaux chinois, la Chine souhaitant se réapproprier cette médecine appartenant de plein droit à son patrimoine.

Question 22 : qu'est-ce que la moxibustion ?

L'utilisation de la chaleur pour soigner des maladies remonte à la haute Antiquité : le plus ancien ouvrage de médecine chinoise, le *Huangdi Nei Jing*, datant d'environ 500 av. J.-C., cite déjà des traitements de maladies à l'aide de « poinçons de pierre et de moxas ». On peut noter dans des références encore plus anciennes que les bienfaits de la chaleur ont été observés et expérimentés auprès de personnes ayant reçu des tisons brûlants sur la peau alors qu'elles travaillaient près d'un feu.

Le mot « moxa » dérive d'un mot japonais « *mogusa* », désignant une variété d'armoise : c'est en effet avec cette plante (*Artemisia vulgaris*) que sont préparés les moxas sous forme de cônes, de boulettes ou de « cigares ».

L'armoise, une fois séchée et réduite en poudre, a cette particularité de ne pas s'enflammer mais de se consumer en dégageant une chaleur prolongée et uniforme pouvant atteindre plus de 600 °C.

On façonne des cônes ou des boulettes et on les pose soit directement sur la peau au niveau d'un point d'acupuncture, soit sur une aiguille d'acupuncture implantée :

4

on les laisse se consumer jusqu'à ce qu'apparaissent une rougeur locale et une sensation de trop forte chaleur, puis on les retire.

Quant aux « cigares » d'armoise, on les approche des aiguilles en place dont le métal va alors chauffer et transmettre la chaleur à l'intérieur.

Plus faciles d'utilisation et moins invasifs, ces cigares dégagent cependant une fumée dense et très parfumée qui peut agresser certains patients, en particulier les asthmatiques.

Il existe des cigares d'armoise ne dégageant aucune fumée mais ils sont, semble-t-il, moins efficaces.

Les « moxateurs électriques » ainsi que des lampes chauffantes électromagnétiques (très utilisées dans les hôpitaux chinois) prennent peu à peu le pas sur l'armoise et permettent d'éviter ces désagréments.

C'est surtout pour les personnes souffrant de maladies chroniques que la moxibustion est utilisée en vue d'augmenter leur énergie vitale.

Grâce à sa capacité de renforcer le Yang et de

Bon à savoir

Notons qu'il est possible de confier un cigare d'armoise à une parturiente en fin de grossesse (autour de la 34e semaine) et dont le fœtus se présente par le siège : elle peut elle-même chauffer chaque jour l'extrémité de ses cinquièmes orteils et provoquer ainsi dans bon nombre de cas le positionnement correct de son bébé.

favoriser la circulation du sang et de l'énergie, la moxibustion peut également être utile chez les personnes âgées et affaiblies, dans les douleurs rhumatismales, musculaires et articulaires, dans certaines affections digestives (diarrhée) ou gynécologiques (problèmes menstruels, infertilité).

Attention

Il faut savoir que la moxibustion est à éviter dans les maladies de type chaleur (fièvres, inflammations, etc.) ainsi que chez les diabétiques et chez les patients à la peau fragile.

Question 23 : l'acupressure est-elle efficace ?

L'acupressure (ou digitopuncture), c'est de l'acupuncture sans aiguilles, la pression des doigts sur les points d'acupuncture remplaçant la puncture avec des aiguilles à travers la peau.

Les principes de base de l'acupressure sont exactement les mêmes que ceux qui prévalent dans l'acupuncture, tout au plus peut-on relever que les effets sont peut-être moins marqués car l'implantation d'une aiguille peut directement atteindre le point en profondeur.

Cette technique, tout à fait indolore et moins invasive que l'acupuncture, peut être utile pour les bébés, les enfants et les patients très sensibles.

Et le plus souvent, on utilise l'acupressure dans un but préventif davantage que curatif.

Bon à savoir

Les principales indications regroupent le soulagement de douleurs, le traitement du stress, de la fatigue, de l'anxiété et des insomnies.

Question 24 : quand utiliser l'électrothérapie ?

L'électrothérapie ou l'électro-acupuncture associe une stimulation électrique à la puncture de points d'acupuncture. Chaque aiguille est reliée à un stimulateur électrique qui émet des impulsions perceptibles mais non douloureuses et qui amplifie l'effet des aiguilles.

Cette méthode est utilisée surtout pour traiter des affections douloureuses (la stimulation électrique étant appliquée sur les points douloureux) et pour induire des anesthésies (pour des interventions dentaires ou gynécologiques principalement).

Il a été démontré que l'efficacité de la stimulation électrique était liée à la libération dans l'organisme d'opioïdes internes, à savoir des endorphines.

Le saviez-vous ?

Dans les services hospitaliers d'acupuncture au Vietnam, l'électrothérapie est utilisée systématiquement chez tous les patients, qu'ils se présentent pour des affections douloureuses ou pour des problèmes neurologiques (séquelles d'accident vasculaire cérébral, névralgies, hernies discales, etc.).

Question 25: quand utilise-t-on des ventouses?

Les ventouses, ces petites cloches de verre appliquées sur la peau après avoir créé un vide d'air, sont utilisées depuis des siècles aussi bien chez les Chinois que chez les Grecs, les Indiens ou les Arabes. Même Hippocrate (400 av. J.-C.) y fait allusion dans son *Art de guérir*.

Leur effet est d'attirer vers la surface les mauvaises énergies se trouvant en profondeur.

Elles ont été largement utilisées jusqu'au XXe siècle, chacun doit avoir connu une grand-mère qui en faisait régulièrement usage.

> Les ventouses lèvent des blocages de méridiens

Selon la MTC, les ventouses lèvent des blocages de méridiens en permettant la mise en mouvement du sang et de l'énergie, elles sont donc indiquées dans de nombreuses situations de douleurs et de contractures musculaires.

Les ventouses sont placées sur des points d'acupuncture où se situe le blocage et laissées vingt minutes en place.

Mis à part les traces qui persisteront quelques jours, il n'y a aucun effet secondaire et peu de contre-indications à la pose de ventouses

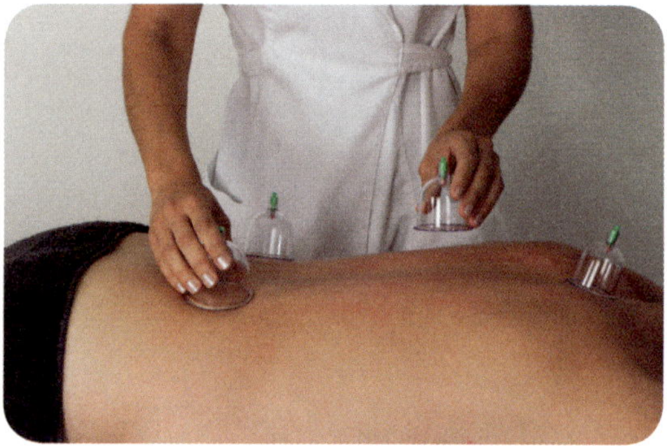

chapitre 5

La pratique

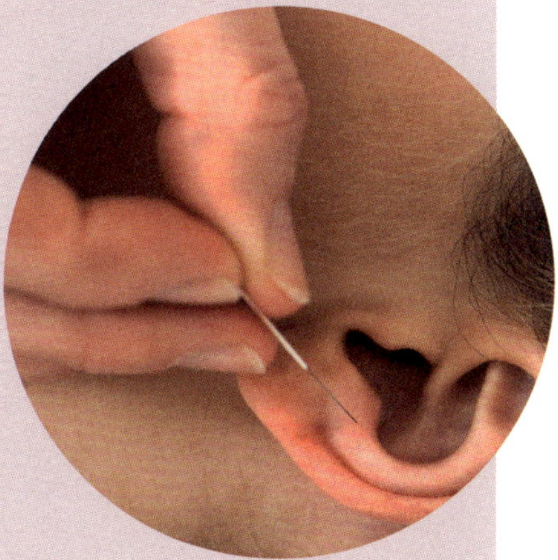

Maladies chroniques
Bébés, femmes enceintes
Problèmes psychiques...

Question 26 : est-ce que ça fait mal ?

Non, ça ne fait pas mal mais ça pique.

La plupart du temps, la puncture n'est même pas ressentie au moment de la pose des aiguilles. Il est vrai cependant que plus elles sont proches des extrémités (mains et pieds), plus elles peuvent provoquer une légère sensation douloureuse.

De plus, la manipulation des aiguilles une fois en place peut être source d'inconfort de même qu'une implantation profonde d'aiguilles lorsqu'il s'agit d'atteindre le « *De Qi* » (prononcer « detchi »). Cela provoque une impression d'engourdissement local quand l'aiguille atteint la zone profonde du point d'acupuncture.

La peur des piqûres empêche le recours à l'acupuncture chez bon nombre de personnes. Dommage, cela ne devrait pas être un frein tant il est vrai que l'acupuncture ne fait pas vraiment mal.

Tout le monde n'est pas d'accord, à témoin ce commentaire d'un médecin urgentiste « pur et dur » à un de ses patients qui lui demandait son avis sur

Bon à savoir

Chez les gens très sensibles, on peut remplacer les aiguilles par des rayons laser doux dirigés directement sur les points d'acupuncture et pouvant agir en profondeur sur 3 à 4 cm.

l'acupuncture : « *Je ne sais pas si l'acupuncture fait du bien, en tout cas ça fait mal...* »

Bien sûr que la peur des aiguilles et la crispation qui en résulte peuvent augmenter la sensation douloureuse mais le fait d'accepter cette petite agression (bien moins douloureuse qu'une prise de sang au pli du coude) rend presque sympathiques ces légères piques...

Question 27 : est-ce que ça saigne ?

On l'a vu, il peut y avoir une goutte de sang au moment où l'aiguille est retirée mais en aucun cas une hémorragie importante ne se déclenchera.

Il arrive qu'un hématome se forme à un lieu de puncture, ce n'est en aucune manière la preuve que votre acupuncteur est incompétent, tout au plus son aiguille n'a-t-elle pas eu la chance de passer à côté d'un petit vaisseau sous-cutané invisible.

Mais un saignement n'est en aucun cas un signe de gravité.

Il faut signaler par ailleurs des situations qui exigent de faire saigner volontairement en piquant délibérément dans des vaisseaux cutanés visibles : c'est le cas notamment dans des zones où le sang stagne et empêche une circulation harmonieuse.

Question 28 : peut-on utiliser l'acupuncture avec d'autres médecines ?

Oui, et c'est même souhaitable, surtout comme complément à des traitements lourds grevés d'importants effets secondaires dans le cas d'affections graves.

Aucune incompatibilité

Il n'y a aucune incompatibilité d'associer à un traitement d'acupuncture n'importe quelle autre forme de thérapie (médicament classique, pharmacopée, homéopathie, etc.).

L'acupuncture permet souvent de réduire la dose des médicaments, en particulier des anti-inflammatoires utilisés dans le traitement des douleurs.

Il est parfois utile qu'un médicament soit prescrit pour aider l'acupuncture à régler une situation dépassée : c'est le cas par exemple pour des épisodes aigus de rhume des foins où l'acupuncture seule peine parfois à faire disparaître les symptômes inconfortables et où un traitement antihistaminique associé peut permettre à l'acupuncture de mieux installer ses effets.

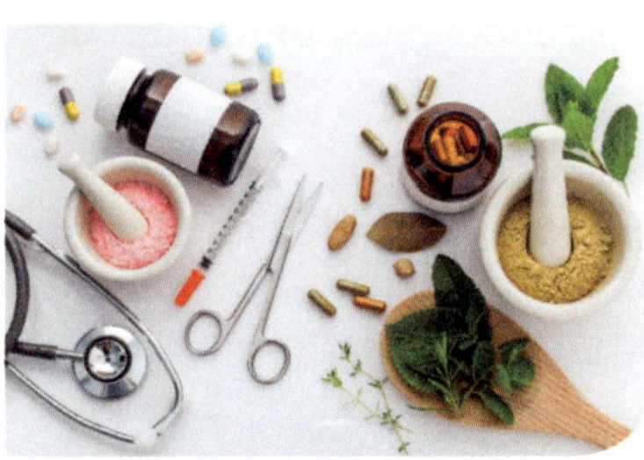

Question 29 : peut-on soulager des douleurs avec l'acupuncture ?

Oui, on pourrait même dire que la douleur représente l'indication majeure de l'acupuncture.

Le grand intérêt de l'acupuncture dans le traitement de la douleur réside dans le fait que les aiguilles n'ont pas un effet uniquement symptomatique (comme l'aspirine ou les anti-inflammatoires non stéroïdiens) mais qu'elles agissent directement sur leur cause, qu'elle soit physique, psychologique ou même spirituelle.

Pour les Chinois, l'explication de la douleur est bien différente de celle, neurologique, de la médecine occidentale. Dans la Chine ancienne, on pensait que c'était le système des méridiens qui véhiculait le Qi et le Sang dans tout le corps et que les douleurs et les maladies survenaient lorsque la circulation du Qi ou du Sang était perturbée : vide ou insuffisance, stagnation ou accumulation (blocage ou excès).

À retenir

L'effet de l'acupuncture se situe à plusieurs niveaux :
- réduire le niveau de douleur ;
- améliorer la capacité à composer avec la douleur ;
- régulariser les émotions ;
- stimuler ses propres défenses ;
- augmenter la capacité à effectuer les tâches quotidiennes ;
- améliorer la qualité de vie.

L'objectif de l'acupuncture est de choisir des points qui permettent d'harmoniser le Yin et le Yang et d'activer la circulation du Qi et du Sang dans les méridiens.

Si l'acupuncture n'est pas toujours efficace dans le traitement des douleurs, elle constitue le plus souvent un complément très utile aux outils de la médecine occidentale.

Question 30 : peut-on traiter des maladies chroniques ?

Oui, sans hésitation.

Toute maladie chronique signe une détérioration du terrain vital d'un patient : à ce titre, la médecine chinoise qui ne traite pas seulement le symptôme mais également la racine de la maladie est à même d'accompagner des maladies au long cours.

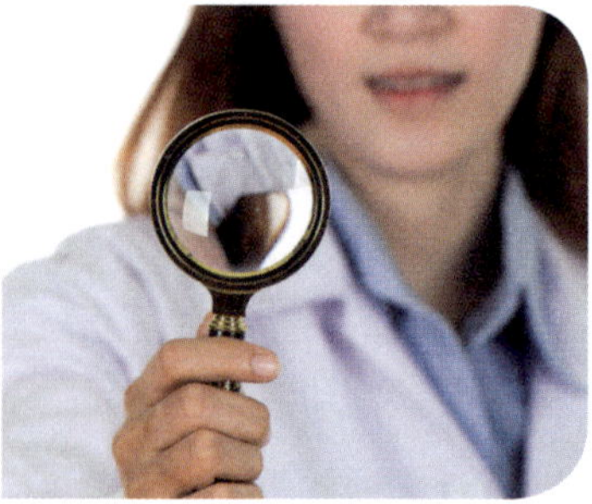

Utilisée seule ou en complément de la médecine occidentale, l'acupuncture représente donc une excellente indication pour le traitement des maladies chroniques.

Question 31 : peut-on traiter les bébés ?

Dès l'âge de quatre semaines, un bébé peut être traité par acupuncture avec des aiguilles très fines. Son énergie vitale est intacte, non altérée par le stress et les mauvaises habitudes de vie propres aux adultes, il réagit plus vite au traitement, mais il faut que les séances soient brèves et que les aiguilles soient retirées rapidement après avoir été insérées.

Les principales affections traitées sont les coliques, les régurgitations, les troubles du sommeil ou les bronchiolites.

Le ***Shonishin***, technique japonaise qui associe effleurements et percussions, est préconisé par de nombreux pédiatres et donne de bons résultats sans être trop invasif.

On peut aussi utiliser en lieu et place d'aiguilles, des punaises très courtes qui sont presque indolores ou un appareil laser doux.

Bon à savoir

Chez les bébés, il est souvent possible de se passer d'aiguilles : un simple massage des points suffit dans la plupart des cas pour les pathologies légères, et la moxibustion sans aiguilles peut suffire au traitement de maladies plus graves.

Des coliques surviennent chez 20 % des nourrissons, elles se manifestent par des crises de pleurs continus et intenses et sont associées à des crampes abdominales.

À la naissance, le développement du système digestif du nourrisson n'est pas achevé. Il en résulte une fragilité qui conduit à divers troubles digestifs tels que coliques, reflux, constipation et régurgitation.

Les parents sont souvent démunis et la question de recourir à l'acupuncture se pose. Une étude effectuée en 2017 montre que l'acupuncture peut apaiser les nourrissons souffrant de telles coliques.

Question 32 : peut-on traiter les enfants ?

Les enfants réagissent le plus souvent très bien à l'acupuncture : les résultats sont rapides, peu d'aiguilles sont nécessaires, leur terrain est encore intact et ils supportent généralement sans problème la puncture si le praticien a le doigté nécessaire.

Les enfants ne supportent pas trop d'aiguilles ni des aiguilles trop longues.

Six aiguilles par séance

Selon certains pédiatres, un maximum de six aiguilles par séance peut se négocier entre cinq et dix ans. Plus tard, on peut « pousser » jusqu'à douze à quinze aiguilles…

Rappelons pour les enfants de moins de cinq ans l'existence du ***Shonishin***, une technique japonaise qui associe effleurements et percussions, voire l'utilisation de punaises très courtes pour les points du dos.

Les principales indications de l'acupuncture chez les enfants sont :

- physiques : problèmes de peau, allergies, asthme, douleurs abdominales, bronchites, otites à répétition, etc. ;
- psychologiques : angoisses, peurs, troubles du sommeil, problèmes de concentration ou de mémoire, énurésie, etc.

Question 33 : peut-on traiter les personnes âgées ?

Une proportion assez élevée des patients qui consultent les acupuncteurs correspond à des personnes du troisième, voire du quatrième âge.

Constat curieux mais qui s'explique facilement : la population âgée est davantage confrontée à des maladies chroniques nécessitant la prise régulière de médicaments, donc plus sujette à des effets secondaires indésirables.

Il est vrai que la médecine occidentale n'a que des armes médicamenteuses face aux douleurs d'un système locomoteur altéré et à l'affaiblissement des énergies vitales lié au vieillissement.

C'est pour cette raison que les personnes âgées figurent parmi les déçus de la médecine occidentale et font volontiers appel à l'acupuncture, plus à même de prendre en charge de manière globale leurs problèmes de santé.

Question 34 : peut-on traiter des patients sous traitements lourds ?

Oui, à condition de ne pas interférer avec ces traitements et si possible en accord avec les médecins traitants.

En accord avec les médecins traitants

L'acupuncture peut, dans un climat de confiance, aider des patients gravement atteints dans leur santé à vivre le plus sereinement possible leur maladie, améliorer l'état énergétique général et atténuer les effets indésirables des traitements lourds prescrits.

Question 35 : peut-on traiter des problèmes psychiques ?

Bien sûr, les problèmes psychiques constituent même l'un des domaines où l'acupuncture peut intervenir en priorité et de façon particulièrement bénéfique.

On l'a vu, la pensée chinoise ne dissocie pas le corps et l'esprit, la puncture d'un point concerne donc aussi bien les aspects physiques que psychiques des individus, et le traitement des organes peut influencer spécifiquement les caractéristiques émotionnelles de chacun :

- **Rate** : surmenage, stress, soucis, obsessions ;
- **Poumon** : tristesse, dépression ;
- **Rein** : peur, angoisse, volonté ;
- **Foie** : colère, frustration, ressentiment ;
- **Cœur** : anxiété, nervosité.

Anxiété, stress, dépression ou insomnie font donc partie intégrante des indications susceptibles de répondre favorablement à l'acupuncture.

Question 36 : est-il possible de maigrir avec l'acupuncture ?

On le sait, l'excès pondéral est lié à de nombreux facteurs (fatigue, soucis, excès de table, sédentarité, mauvaise hygiène de vie, ménopause, etc.) et la prise en charge doit être multidisciplinaire.

L'acupuncture peut régulariser certaines fonctions (calmer l'appétit, accélérer la combustion des graisses, stimuler le métabolisme digestif), mais elle sera toujours décevante si des mesures diététiques rigoureuses ne sont pas prises et si aucune activité physique n'est entreprise.

Question 37 : l'acupuncture aide-t-elle à arrêter de fumer ?

Bon à savoir

Dans les textes anciens, il est fait référence aux addictions à l'opium, et les traitements proposés permettaient d'oublier d'avoir envie.

Ces traitements ont été à l'origine de certains protocoles d'acupuncture destinés à aider les personnes dépendantes du tabac ou de l'alcool.

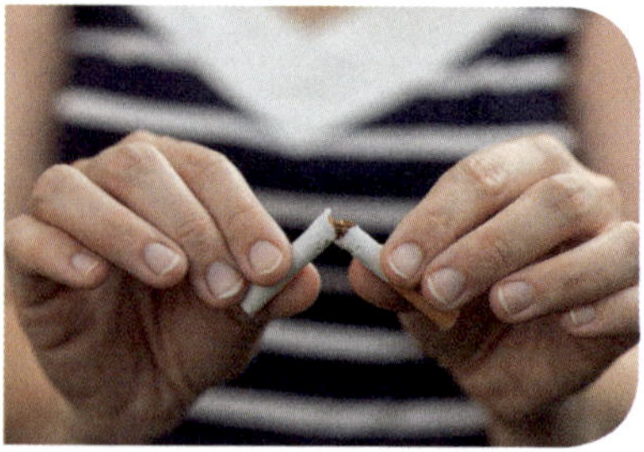

Vous aimeriez bien entendre une réponse affirmative, n'est-ce pas ?

S'il est vrai que l'acupuncture est souvent citée parmi les moyens efficaces contre le tabagisme, il faut être conscient que personne n'arrivera jamais à arrêter de fumer s'il n'en a pas la ferme volonté.

S'il l'a, alors il existe effectivement des points d'acupuncture qui aident à l'arrêt du tabac, en modifiant le goût des cigarettes, en provoquant un dégoût du tabac, en renforçant la volonté ou encore en modifiant les attitudes individuelles face au geste répétitif de fumer.

Question 38 : peut-on traiter des femmes enceintes ?

Oui, mais avec prudence, certains points d'acupuncture étant interdits au cours de la grossesse.

Pour s'assurer d'une acupuncture sans risque pendant la grossesse, mieux vaut s'adresser à un gynécologue ou à une sage-femme qui ont des compétences en acupuncture.

L'acupuncture a toute sa place au cours de la grossesse et du post-partum, périodes si importantes de la vie d'une femme pendant laquelle sa santé est mise à l'épreuve alors que de nombreux médicaments sont déconseillés, voire interdits.

Durant la grossesse, la mère est fragilisée à tous les niveaux (physique, psychique et émotionnel) et elle se sent souvent abandonnée par une médecine qui est démunie pour traiter ses maux.

À noter que l'acupuncture est souvent très utile après l'accouchement pour des problèmes tels que la

Le saviez-vous ?

L'acupuncture est rapidement efficace pour de nombreux symptômes inconfortables et surtout sans nécessiter la prise de médicaments :
Nausées, fatigue, maux de tête, jambes lourdes, maux de dos, constipation, hémorroïdes, etc.

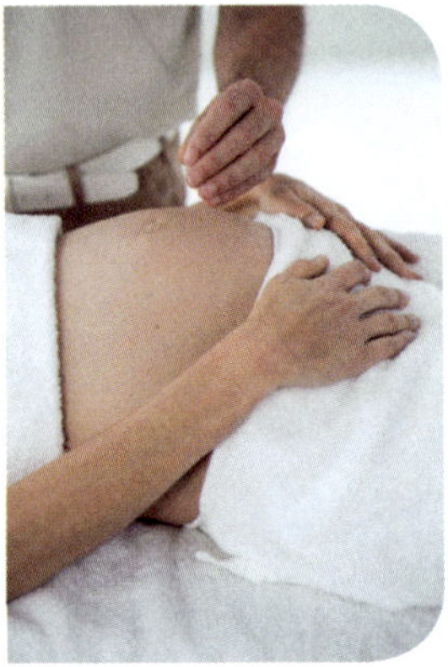

fatigue, le stress, l'anxiété et le *baby blues*, sans oublier l'allaitement, où elle peut favoriser la production de lait et diminuer les engorgements.

Il est possible de préparer les femmes à l'accouchement : trois ou quatre séances d'acupuncture à partir de la 34e semaine de grossesse vont permettre de préparer le périnée et le col de l'utérus en plus de rééquilibrer les énergies et le mental. La durée du travail sera réduite et permettra un accouchement plus harmonieux.

Au moment de l'accouchement, l'acupuncture peut grandement aider les parturientes, accélérer la dilatation du col, réduire les douleurs, faciliter l'expulsion du fœtus.

Témoignage

Je recommande à Bernadette, sage-femme burkinabè, de ne pas oublier l'acupuncture pour aider ses patientes à accoucher.

Je lui dis que j'avais piqué trois femmes le mois d'avant et qu'elles avaient accouché en moins de cinq heures.
« Mais Dr Bernard, répond-elle, j'en ai piqué trois la semaine dernière et elles ont accouché en moins d'une heure. »

Belle leçon de modestie…

Question 39 : qu'en est-il des anesthésies par acupuncture ?

En 1971, lors de la visite du président Nixon en Chine, un journaliste américain avait dû être opéré d'urgence d'une appendicite sous anesthésie par acupuncture, ce qui avait fortement impressionné la délégation américaine et contribué au développement de l'acupuncture aux États-Unis, à la suite d'une vaste campagne de presse.

L'utilisation de l'acupuncture pour l'anesthésie a fait couler beaucoup d'encre. De nombreuses observations spectaculaires d'interventions chirurgicales sous anesthésie par acupuncture sont mentionnées dans la littérature scientifique (opérations à cœur ouvert ou encore interventions dans le cerveau nécessitant une trépanation). Mais un taux d'échec trop élevé, l'allongement important de la durée des interventions résultant des manipulations d'aiguilles ainsi que les progrès réalisés dans le domaine de l'anesthésiologie ont réduit considérablement l'intérêt de cette méthode en Occident.

En Chine comme au Vietnam, l'acupuncture est encore utilisée lors de certaines interventions chirurgicales : on devrait plutôt parler d'analgésie car il s'agit de supprimer ou d'atténuer fortement la douleur alors que l'anesthésie supprime la faculté de ressentir la douleur.

Il est généralement admis que l'acupuncture optimise l'action des médicaments, permet d'en réduire le dosage, améliore la qualité du réveil, agit sur les douleurs postopératoires et permet un rétablissement plus rapide des fonctions intestinales et urinaires. Malgré cela, elle est peu utilisée chez nous, il faut dire qu'elle suscite encore bien des réserves dans le monde chirurgical…

Bon à savoir

Chez des patients intolérants aux anesthésiques ou incapables de supporter une anesthésie générale, il peut tout de même être fait appel à l'acupuncture ou à d'autres techniques douces (hypnose, sophrologie, etc.).

Question 40: qu'en est-il de l'acupuncture à des fins esthétiques?

À entendre les spécialistes en acupuncture esthétique, les résultats sont spectaculaires: la peau est plus tonique, les rides disparaissent, les poches sous les yeux et les bajoues également. Et les résultats sont systématiques, un miracle!

Tout cela au prix de très nombreuses séances rapprochées et nécessitant chaque fois soixante à quatre-vingt aiguilles (prétendument indolores) réparties sur le visage.

Il y a de quoi remplir une consultation et bien garnir son compte en banque en faisant miroiter de tels bénéfices grâce à la MTC :

- rides ;
- affaissement du visage, peau flétrie ;
- cernes, poches sous les yeux, yeux gonflés ;
- visage gonflé, bouffi ;
- peau sèche ;
- teint flétri, gris ;
- taches brunes, taches de vieillesse ;
- gonflement des paupières ;
- dépigmentation de la peau ;
- rougeurs, taches rouges.

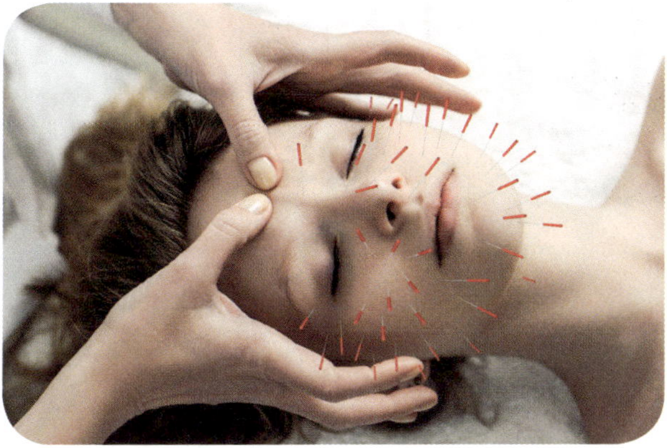

On peut cependant douter de la véracité d'une publicité si mirifique, mieux vaut demander l'avis d'un acupuncteur expérimenté avant de se lancer dans une aventure qui conduirait sûrement à une cruelle désillusion.

Certes, des aiguilles d'acupuncture peuvent tonifier les muscles peauciers du visage en leur donnant un volume plus important, effaçant de ce fait certaines rides. Mais cet effet est seulement transitoire, ces muscles retrouvant rapidement leur volume antérieur.

Les rides sont dues à une diminution (irrémédiable!) de l'élasticité de la peau et il est illusoire de penser que l'acupuncture pourrait générer un nouveau tissu élastique…

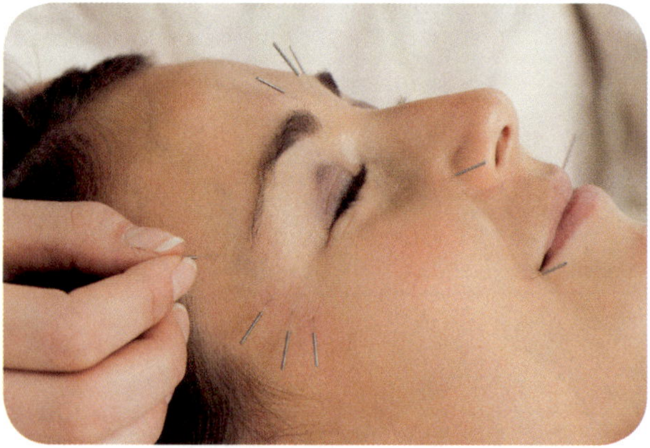

chapitre 6

La consultation

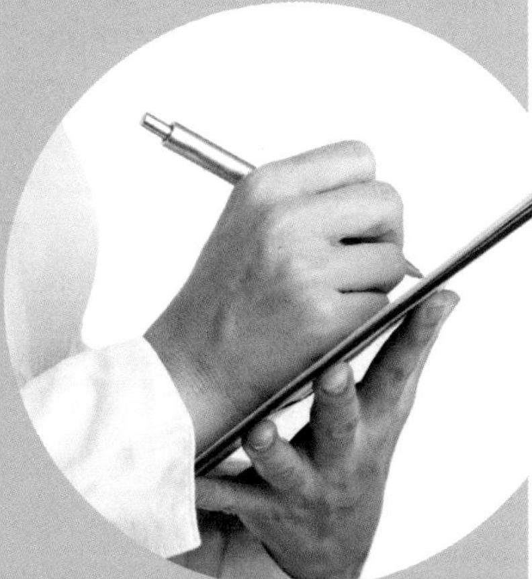

Combien d'aiguilles

Combien de séances

Quelle fréquence…

Question 41: comment se déroule une consultation?

Très simplement, comme pour toute consultation auprès d'un praticien: l'acupuncteur vient à votre rencontre dans la salle d'attente et il vous conduit dans sa salle de traitement.

Attention, il sera d'emblée attentif au timbre de votre voix, à l'éclat de votre regard, à votre attitude générale et à votre démarche.

La consultation ne diffère pas d'une consultation classique, le soignant fera votre connaissance en vous interrogeant sur votre passé médical, sur vos plaintes actuelles, mais aussi sur d'autres détails qui sont davantage liés à la médecine chinoise faisant référence aux lois de base de la MTC (Yin-Yang, chaud-froid, intérieur-extérieur, vide-plénitude).

Bon à savoir

Un soignant consciencieux consacrera 20 à 30 minutes à l'interrogatoire pendant lequel il pourra mettre son patient à l'aise, bien faire sa connaissance et l'informer de ses propositions de traitement.

Une fois le diagnostic chinois posé, le praticien proposera le type de traitement qu'il juge utile et déterminera, en accord avec le patient, le programme à suivre.

L'examen physique ne sera pas très différent de celui de la médecine occidentale, seulement quelques éléments plus spécifiques seront utilisés comme la palpation de certains points particuliers du corps, la prise des pouls chinois, l'observation des yeux, de l'éclat du regard et surtout de la langue.

La prise des pouls chinois est un chapitre à part de la MTC (voir p. 58-60), nous n'entrerons pas ici dans les détails de cet examen.

Vous serez ensuite invité à vous préparer au traitement, vous aurez à retirer certains vêtements mais en aucun cas vous n'aurez à vous dénuder. Installé sur une table de soins, le soignant vous insérera quelques aiguilles et vous laissera pendant 15 à 20 minutes, il prendra soin cependant de vous laisser un moyen de l'alerter en cas de problème (sonnette d'urgence, clochette, etc.).

Il se peut qu'il vous propose une seconde phase dans cette séance, avec des points dorsaux, et alors dans un deuxième temps, en position ventrale, vous pourrez recevoir de la même façon, les aiguilles sur le dos du corps. Mais il est aussi possible de se coucher sans risque sur des aiguilles implantées dans le dos.

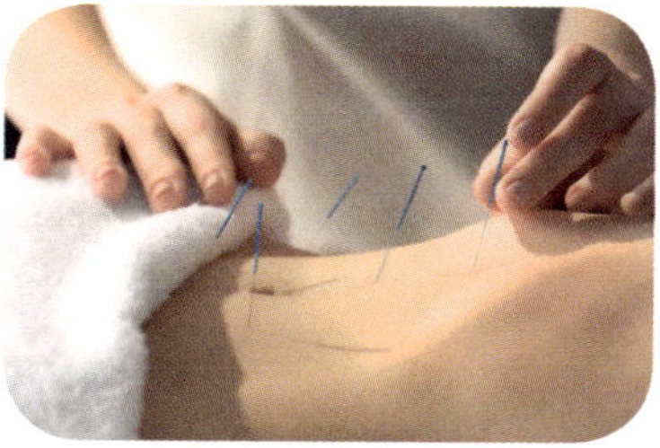

Pendant tout ce temps, les aiguilles pourront donner libre cours à leur génie…

Question 42: comment se préparer à une séance d'acupuncture?

Restez simplement comme vous êtes

Il n'y a rien à modifier, restez simplement comme vous êtes habituellement.

La transparence de votre attitude et de vos propos sera une aide réelle pour votre acupuncteur.

N'oubliez pas que la personne en face de vous est un être humain comme vous et que la relation qui vous réunit est ou, en tout cas, doit être symétrique.

La relation soignant-soigné est une relation de couple, la confiance doit être réciproque et chacun doit être enrichi par l'énergie de l'autre.

Le respect, l'authenticité et la bienveillance seront alors naturels.

Question 43: combien d'aiguilles pour une séance d'acupuncture?

Un nombre d'aiguilles raisonnable pendant une séance d'acupuncture peut être évalué entre six et vingt.

Certaines écoles d'acupuncture recommandent de ne pas dépasser cinq aiguilles, d'autres de ne mettre qu'une seule aiguille.

Entre six et vingt

Où est la vérité ?

Dans la Chine ancienne, diverses écoles d'acupuncture existaient et préconisaient des méthodologies thérapeutiques différentes, il ne faut donc pas s'étonner si les praticiens ont parfois des méthodes qui varient.

Un traitement d'acupuncture devrait comprendre des aiguilles locales, sur le lieu de l'affection, des aiguilles à distance, des points de commande pour ce type d'affection et, enfin, un traitement de fond pour l'énergie générale. Dans cette optique, la pose d'une quinzaine d'aiguilles ne paraît pas excessive et n'est pas non plus une agression trop importante pour les patients.

Mais encore une fois, chaque acupuncteur a ses propres habitudes de traitement, laissez-le faire, vous verrez bien les résultats…

Question 44 : combien de temps garde-t-on les aiguilles ?

Là aussi, ce point est laissé à la libre appréciation du soignant : en Chine, les aiguilles peuvent être laissées une heure en place, certains ne les laissent que quelques minutes ; aucune règle n'est imposée aux acupuncteurs.

10 à 20 minutes

Si l'on s'en tient aux habitudes décrites dans les différentes écoles francophones d'acupuncture, on admet généralement qu'il est raisonnable de laisser les aiguilles en place 10 à 20 minutes, ce qui fait qu'une consultation d'acupuncture durera en tout 45 minutes, interrogatoire compris. Compter quelques minutes de plus pour la première consultation.

Mais si un soignant vous consacre plus de temps, ne vous plaignez pas, c'est bon signe.

Question 45 : combien de séances faut-il pour soigner une maladie ?

Un minimum de trois à cinq séances

Une sorte de contrat devrait être conclu lors de la première rencontre avec un acupuncteur. Sauf pour des maladies chroniques où le traitement pourra se poursuivre sur une durée plus longue en cas d'accord réciproque, la proposition au début d'un traitement d'un minimum de trois à cinq séances d'acupuncture – pour en voir les effets – paraît raisonnable avant de décider soit d'une pause, soit d'une interruption en raison d'un manque de résultats favorables, soit de la poursuite du traitement en cas de résultats prometteurs.

Il arrive qu'une ou deux séances d'acupuncture suffisent à régler une affection. Dans ce cas, il n'y a aucune raison de poursuivre le traitement.

Témoignage

Après une séance d'acupuncture pour une épicondylite (plus connue sous le nom de tennis elbow), un patient revient tout content, bougeant son bras sans ressentir la moindre douleur. Je lui suggère d'attendre de voir l'évolution de son problème avant de pratiquer une deuxième séance.
Ii insiste tellement pour que je renforce les effets de la première séance que je finis par le piquer.
Trois jours après, il m'appelle pour me dire qu'il a de nouveau d'affreuses douleurs…

Comme quoi, il ne faut pas piquer quand tout va bien…

Pour un traitement de terrain, il se peut que le praticien mette en évidence le besoin de renforcer ce qui est fragile, et pour cela, il pourra conseiller de revenir à certaines périodes de l'année, qui correspondent aux faiblesses repérées, de façon à tonifier ce qui est en faiblesse et ainsi assurer un traitement préventif régulier.

Question 46 : pour quelles raisons faire de l'acupuncture ?

Voici quelques-unes des raisons qui poussent les patients à faire appel à l'acupuncture :

- désir d'essayer une nouvelle thérapeutique ;
- accompagnement d'un traitement classique ;
- conseil de proches ;
- recherche d'une médecine naturelle ;
- rétablissement d'un équilibre intérieur ;
- approche préventive ;
- renforcement de ses énergies de défense ;
- traitement du stress ;
- déception vis-à-vis de la médecine occidentale ;
- palliation des effets secondaires de médicaments ; etc.

Question 47 : comment assurer le confort et la sécurité du patient ?

L'acupuncteur doit savoir qu'un patient qui vient le consulter est dans une position de fragilité : il lui incombe donc de le recevoir avec bienveillance et de tout faire pour son confort.

Souvent en petite tenue, le patient devrait soit être protégé par une couverture, soit bénéficier d'une source externe de chaleur, c'est le moindre des conforts pour le protéger du froid.

Être protégé par une couverture

S'il est éloigné du praticien pendant la séance, il devra également avoir sous la main une clochette ou un système lui permettant de l'appeler en cas de nécessité, que ce soit parce qu'une aiguille lui fait mal ou parce qu'il ne se sent pas bien.

Si le soignant se montre rassurant et explique clairement au patient les quelques minutes qu'il va avoir à vivre seul, alors tout se passera sans problème et le patient dira même regretter de ne pas pouvoir rester plus longtemps dans cette situation apaisante quand l'acupuncteur viendra lui retirer les aiguilles…

Question 48 : à quelle fréquence effectuer les séances d'acupuncture ?

D'une manière générale, en Occident, on pratique une séance d'acupuncture par semaine.

Une séance d'acupuncture par semaine

On explique cette fréquence par trois arguments qui nous arrangent – il faut bien le reconnaître –, lorsqu'on sait qu'en Chine et au Vietnam (et peut-être dans d'autres pays asiatiques), les patients sont hospitalisés plusieurs jours ou viennent quotidiennement à l'hôpital pour recevoir leur traitement d'acupuncture.

Ce chiffre d'une séance par semaine s'explique par ces trois arguments :

- la « blessure » causée par les aiguilles lorsqu'elles pénètrent à travers la peau va mettre quelques jours à se réparer : il peut donc se manifester des signes inflammatoires si les séances sont trop rapprochées ;
- une séance d'acupuncture par semaine suffit le plus souvent dans le traitement de la plupart des affections, de nombreuses études démontrant que les effets d'une séance peuvent se manifester plusieurs jours encore après la pose des aiguilles ;
- piquer plusieurs fois par semaine augmenterait le nombre de séances et par conséquent le coût d'un traitement d'acupuncture.

Ceci dit, une sciatique aiguë ou une affection très bruyante peut justifier d'augmenter la fréquence des consultations, tout au moins au début du traitement.

Dans le traitement préventif en acupuncture, il pourra être conseillé de consulter à chaque intersaison de façon à harmoniser les énergies internes du patient avec les énergies externes, ce qui permet de renforcer au mieux l'organisme et de maintenir l'équilibre énergétique.

Question 49 : quelle hygiène de vie adopter ?

> Manger correctement et pratiquer une activité physique régulière

Il est évident qu'une bonne hygiène de vie participe pour une grande part au maintien d'une bonne santé : manger correctement et pratiquer une activité physique régulière resteront toujours des facteurs favorables pour la santé.

C'est aux patients qu'il appartient d'adopter activement ces règles de vie qui aideront toutes les formes de thérapies.

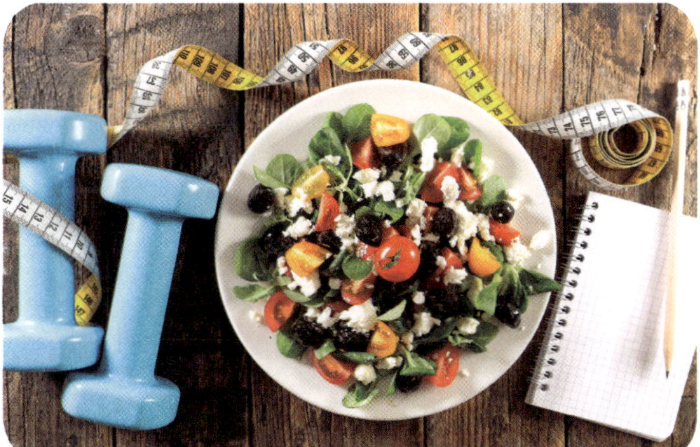

Selon la MTC, une personne qui vit sainement aura un terrain énergétique plus fort, elle sera moins perméable aux agressions extérieures et répondra plus rapidement et plus efficacement à des traitements d'acupuncture.

L'hygiène de vie fait donc pleinement partie du riche arsenal de la médecine chinoise, à chacun d'en cultiver les préceptes.

Question 50 : l'acupuncture est-elle remboursée ?

En Suisse, l'acupuncture est remboursée depuis 1981 par l'assurance maladie de base, pour autant qu'elle soit pratiquée par des médecins reconnus par la FMH (Fédération des médecins suisses).

Les praticiens non médecins peuvent être remboursés par certaines assurances complémentaires privées s'ils sont formés par des écoles professionnelles reconnues, mais la situation varie sans cesse dans les différents pays européens et au Canada où le remboursement de l'acupuncture est encore à l'étude.

Dans tous les cas, renseignez-vous avant de vous lancer dans un traitement d'acupuncture qui pourrait se prolonger.

chapitre 7

Les conseils d'un maître

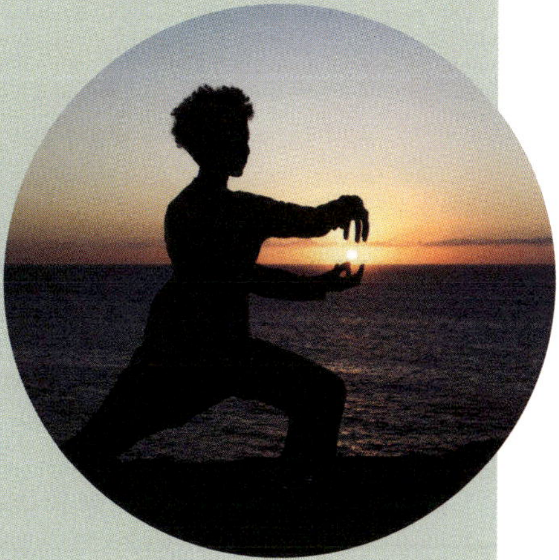

Prof. Leung Kok Yuen

Le professeur Leung Kok Yuen est né en 1922 et issu d'une longue famille de médecins (quinze générations). Praticien de réputation internationale, il a enseigné à Hong Kong, au Canada, aux États-Unis et en France, il est décédé en 2013, dans sa 92e année.

« *Pour obtenir un effet maximum du traitement traditionnel chinois, je vous recommande le programme suivant :*

1. *Modifiez progressivement votre alimentation en suivant les conseils ;*
2. *Commencez progressivement à faire des exercices chinois en les adaptant à vos besoins ;*
3. *Et surtout, adoptez une philosophie de la vie, une manière de voir les choses qui mettent l'accent sur les points suivants :*
   a. *Vous rendre responsable de vos actions et de vos choix ;*
   b. *Vous extérioriser et vous impliquer dans des activités et des pensées altruistes. Ces pensées doivent déboucher sur des actions qui soient plus grandes que vous, qui soient enrichissantes et vous rendent plus fort moralement ;*
   c. *Vous permettre de résoudre le plus rapidement possible les conflits pour éviter les déperditions d'énergie émotionnelle. Juste ou injuste, bonne ou mauvaise, quelle que soit votre décision, qu'elle vous fasse perdre ou gagner, essayez de trouver la meilleure solution de votre point de vue le plus rapidement possible et passez à autre chose. Vivez pleinement le reste de votre vie. Si vous avez commis une erreur, corrigez-la et passez à la suite ;*

d. *Vous accepter vous-même, vous aimer, vous respecter. Sachez vous dire « oui » ou « non ». Soyez attentif à vos impressions intérieures et appréciez-les. Soyez à l'aise avec vous-même quand vous êtes seul. Aimer son entourage est une absolue nécessité si l'on veut pouvoir vivre en société, ce qui contribue à favoriser la santé.* »

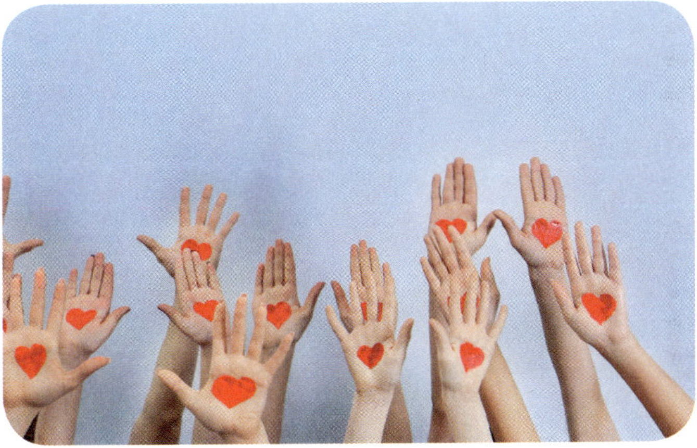

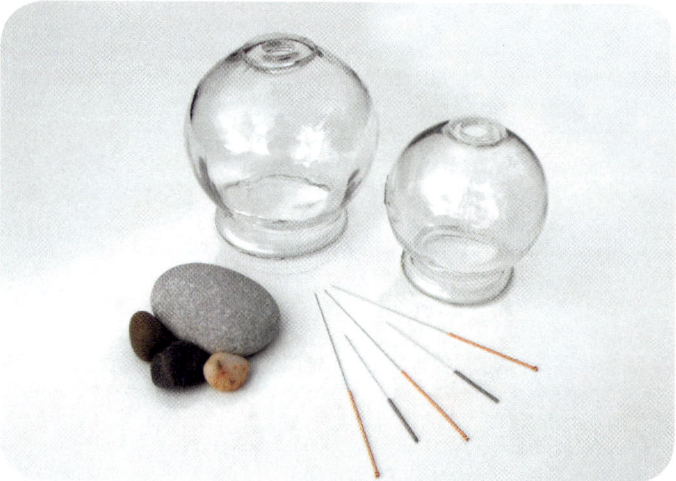

Conclusion
Une approche plurielle

Il est réjouissant de constater qu'en quelques années l'acupuncture s'est fait une place de choix dans le monde médical occidental.

Inscrites en 2010 au patrimoine culturel immatériel de l'humanité, l'acupuncture et la moxibustion sont légitimées comme système médical complet et s'intègrent parfaitement dans les systèmes de soins des pays asiatiques et également européens ou américains.

La communauté scientifique voit ses résistances s'estomper peu à peu, elle qui s'est longtemps acharnée à exiger des preuves scientifiques comme conditions à la reconnaissance de cette médecine.

Aujourd'hui, l'efficacité de l'acupuncture est généralement reconnue, ce sont les malades, se sentant pris en charge dans leur globalité, qui ont fait ce choix, suivis il est vrai par un nombre croissant de médecins classiques.

On l'a vu dans ce petit ouvrage, l'acupuncture présente de nombreux avantages : médecine naturelle, économique, efficiente, sans effets secondaires, sans risques, elle se bat pour la santé et non contre la maladie.

Elle se bat pour la santé et non contre la maladie

Rappelons toutefois que la médecine occidentale est en pleine mutation et s'est développée de manière fulgurante ces dernières décennies. Les immenses progrès réalisés, notamment dans les domaines de la chirurgie et des traitements d'affections graves, permettent tous les espoirs et imposent aux autres médecines un simple rôle d'accompagnement.

L'acupuncture, destinée essentiellement à traiter des affections fonctionnelles, ne doit pas imposer aux patients dont elle s'occupe la modification ou la suppression de traitements prescrits par leurs médecins traitants.

Il s'agit de veiller à ce que la cohabitation de ces deux médecines soit empreinte de respect et d'humilité, la solution la meilleure se trouvant souvent quelque part au sein de chacune d'elles.

Votre acupuncteur ne doit pas être le juge de votre médecin traitant et inversement. C'est seulement à cette condition que la confiance pourra s'installer et conduire aux résultats souhaités.

Index

Bibliographie

- Annet, Philippe, *Sur la voie de l'autonomie. Acupuncture humanitaire*, IPP, 1993
- de Wurstemberger, Bernard et Cygler, Bernard, *Douleur et Acupuncture*, Jouvence, 2017
- de Wurstemberger, Bernard, *Acupuncture en Afrique, un espoir*, You Feng, 2012
- Despeux, Catherine, *Le Qigong de Zhou Lüjing. La moëlle du phénix rouge*, Guy Trédaniel, 2011
- Despeux, Catherine, *Taiji Quan : art martial, technique de longue vie*, Guy Trédaniel, 1990
- Du Bois, Robert, *Psychopathologie en acupuncture*, You Feng, 2013
- Duron, André, Laville-Méry, Charles et Borsarello, Jean-François, *Bioénergétique et médecine chinoise*, Maisonneuve, 1976
- Eyssalet, Jean-Marc *et al.*, *Diététique énergétique & médecine chinoise*, Désiris, 2005
- Faubert, André, *Traité didactique d'acupuncture traditionnelle*, Guy Trédaniel, 1980
- Granet, Marcel, *La Pensée chinoise*, Albin Michel, 1999
- Granet, Marcel, *La Civilisation chinoise*, Albin Michel, 1994
- Guillaume, Madeleine J. *et al.*, *L'Acupuncture*, PUF (« Que sais-je ? », n° 705), 1975
- Kespi, Jean-Marc, *L'Homme et ses symboles en médecine traditionnelle chinoise*, Albin Michel, 2002
- *La SinoBiologie ou la santé venue de Chine*, UESB, septembre 1988 (3e éd.)
- Labat, Franck, *Comprendre l'acupuncture*, Ambre, 2012
- Lavier, Jacques, *L'Acupuncture chinoise*, Librairie du Bassin, 1977
- Lin, Shi Shan, *Choix des points en acupuncture traditionnelle*, Institut Yin-Yang, 1997

- Lin, Shi Shan, *Guide pratique des plantes en médecine chinoise*, Institut Yin-Yang, 1994, 2 coffrets
- Maciocia, Giovanni, *Les Principes fondamentaux de la médecine chinoise*, Elsevier, 2018
- Maciocia, Giovanni, *La Pratique de la médecine chinoise*, Elsevier Masson, 2011
- Maciocia, Giovanni, *Le Diagnostic en médecine chinoise*, Satas, 2006
- Marié, Éric, « Transmission et pratique de la médecine chinoise : état des lieux et perspectives », *Perspectives* chinoises, n° 3, 2011, p. 4-12, disponible en ligne sur https://journals.openedition.org/perspectiveschinoises/5917
- Marié, Éric, *Précis de médecine chinoise*, Dangles. 1997
- Nogier, Paul, *Traité d'auriculothérapie*, Maisonneuve, 1969
- Schatz, Jean, Larre, Claude et Rochat de la Vallée, Élisabeth, *Aperçus de médecine chinoise traditionnelle*, Guy Trédaniel, 2007
- Soulié de Morant, George, *Précis de la vraie acuponcture chinoise*, Mercure de France, 1955
- Sun, Weizhong et Kapner, Arne, *Tui-Na. La thérapie par le massage*, Maloine, 2008
- Van Nghi, Nguyen et Recours-Nguyen, Christine, *Médecine traditionnelle chinoise*, N.V.N., 1984
- Villecroix, Serge, *Guide pratique des moxas*, Ambre, 2007
- Volf, Nadia, *L'Acupuncture pour les Nuls*, First, 2013
- Xuetai, Wang, « Recherche sur l'origine et le développement de la moxibustion ancienne », *MTC et Acupuncture*, vol. 8, n° 1, 1985, p. 38

Dépôt légal : avril 2019
Achevé d'imprimer en mars 2019
Imprimé en Bulgarie